Laser

Mach dich locker!
Muskel-Verspannungen schnell wieder loswerden

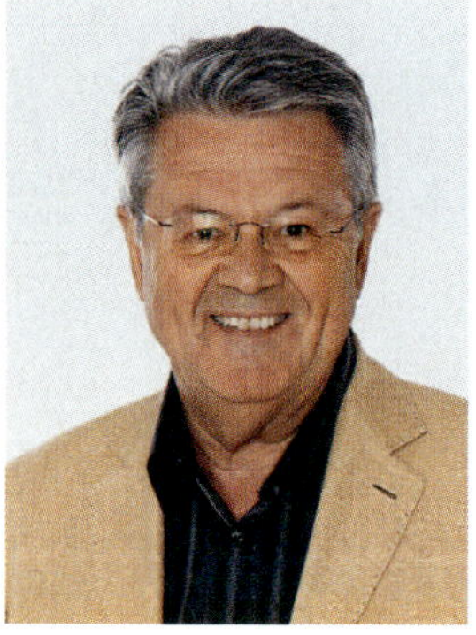

Der Autor

Dr. med. Tom Laser, Facharzt für Orthopädie und Facharzt für Physikalische und Rehabilitationsmedizin, ist seit 20 Jahren leitender Arzt einer orthopädischen Reha-Klinik. Die Süddeutsche Rückenschule ist auf seine Initiative entstanden. Schwerpunktmäßig beschäftigt sich der Autor mit Wirbelsäulenproblemen sowie muskulären Schmerzzuständen. Hierzu hat er mehrfache Fachbücher und Ratgeber veröffentlicht.

Dr. med. Tom Laser

Mach dich locker!
Muskel-Verspannungen schnell wieder loswerden

- Überall und jederzeit: die besten Übungen

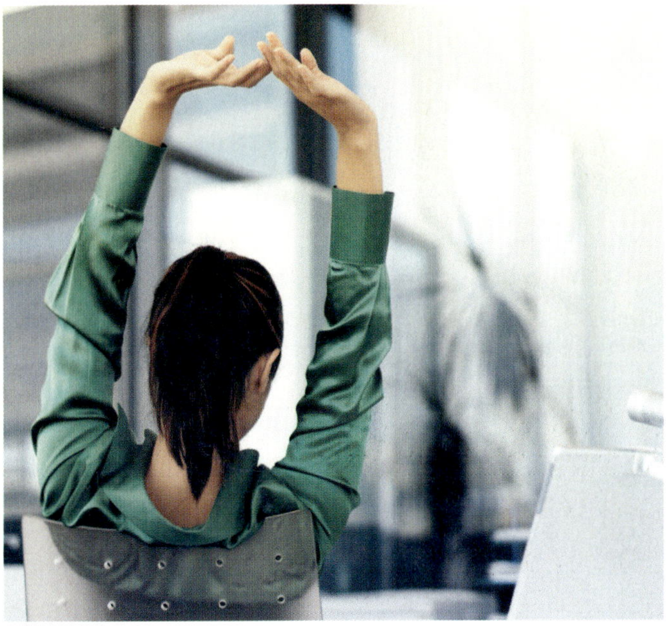

TRIAS

Inhalt

Therapie

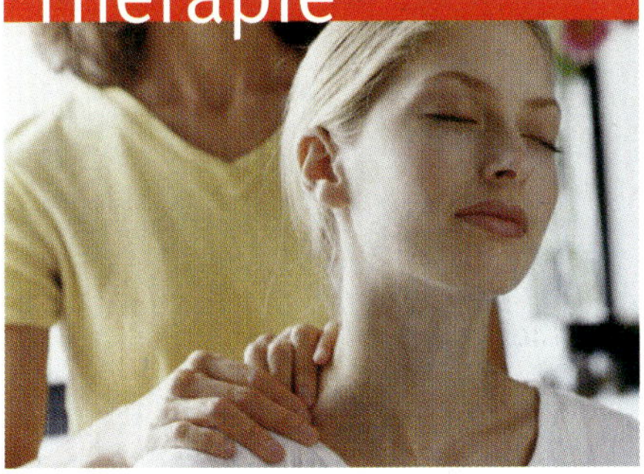

Selbsthilfe

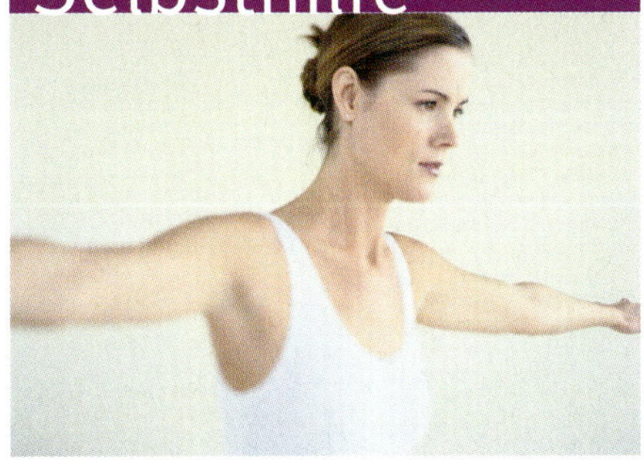

Zu diesem Buch

Liebe Leserinnen, liebe Leser, es gibt wohl kaum einen Erwachsenen, der nicht hin und wieder – einige sogar regelmäßig – unter typischen Verspannungsschmerzen leidet. Viele Gründe können Ursache dafür sein: ein schlechter Bürostuhl und damit eine falsche Sitzhaltung, eine alte durchgelegene Matratze oder ungeeignete Kopfkissen, Zugluft, falsches Heben, einseitiges Tragen von schweren Gegenständen oder sogar Verletzungen. In vielen Fällen führen auch psychische Belastungen zu einer unbewussten Muskelverspannung – meist sind Nacken und Schultern betroffen. Sie kennen das sicherlich aus eigener Erfahrung: Wer angespannt oder gestresst ist, zieht den Kopf ein oder die Schultern hoch. Diese dauernde Muskelanspannung führt zu einer Überbelastung des Muskels und damit schließlich zu brennenden und stechenden Verspannungsschmerzen. Stress fordert seinen Tribut in Form von Muskelschmerzen.

Muskelverspannungen und -verkürzungen müssen nicht immer ein Zeichen einer ernsten Störung sein, sie kommen natürlicherweise auch bei gesunden Menschen und sogar bei Tieren vor. Allerdings haben uns die Tiere eines voraus – sie beugen regelmäßig vor: Was etwa macht die Katze, bevor sie nach dem Nickerchen wieder auf die Pirsch geht? Sie reckt und streckt sich, dabei dehnt sie Muskeln von Beinen und Wirbelsäule. Dies alles geschieht in wenigen Sekunden. Übrigens: Der Mensch macht es genauso, sofern er noch ein normales Bewegungsverhalten hat, wie etwa Kinder. Was steckt hinter dieser Dehnungsangewohnheit? Ganz einfach: Muskeln besitzen einen Spannungszustand (Tonus), der auch nachts, also im Ruhezustand, besteht und während der Inaktivitätsphase eine Verkürzung bewirkt. Ein verkürzter Muskel ist aber nachweislich für Spitzenleistungen weniger gut geeignet als ein geschmeidiger.

Dieser Ratgeber zeigt Ihnen, wie Sie Verspannungen der Muskulatur vermeiden bzw. schnell auf beginnende Verspannungen reagieren können. Sie erhalten Anregungen, um Muskeln zu lockern und Anspannungen zu lösen. Egal ob Nacken, Hals, Beine oder Hände verkrampft sind und weh tun: Mit den hier vorgestellten Übungen entspannen Sie Ihre Muskeln und sorgen rasch für Linderung. Sie müssen kein stures Programm absolvieren, sondern können passgenau zum jeweiligen Schmerzpunkt Dehnübungen machen. Wer zusätzlich weitere Anwendungen ausprobieren möchte, erhält jede Menge Tipps.

Darüber hinaus erhalten Sie Anregungen und lernen Methoden wie etwa Feldenkrais, Yoga oder Entspannungstraining kennen, die Sie langfristig aus der Teufelsfalle »Verspannungsschmerz« bringen. Es ist kinderleicht, Muskelschmerzen als Folge der Verspannung positiv zu beeinflussen; man muss nur wissen, wie und wo!

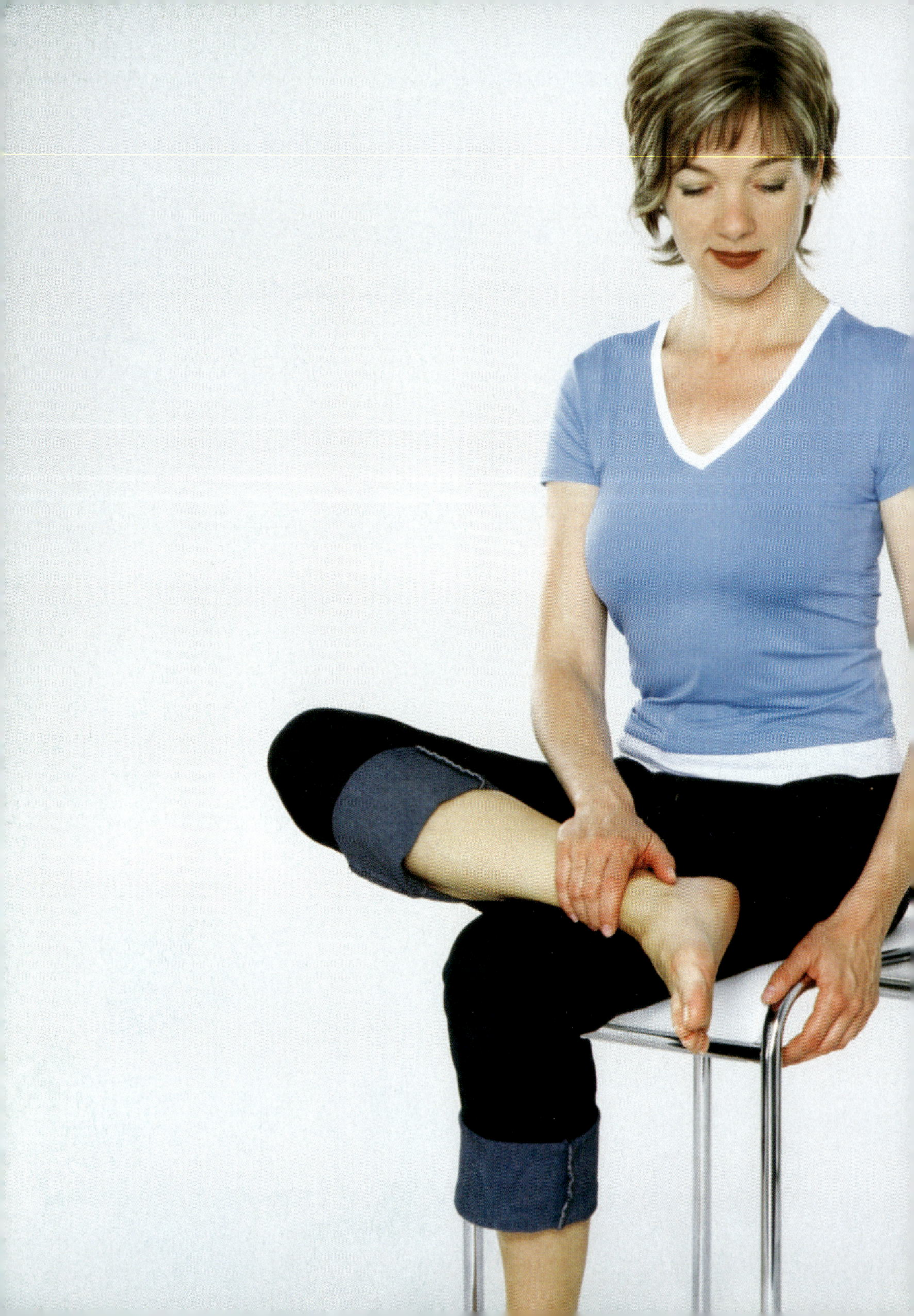

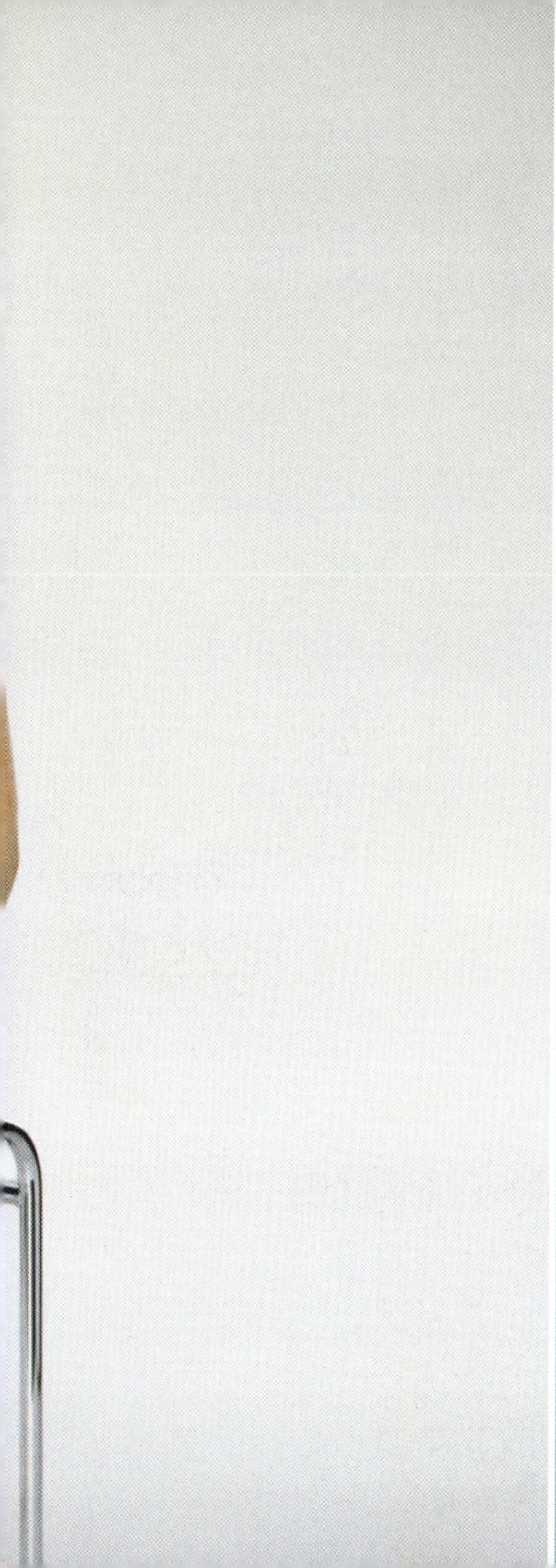

1

Basiswissen Muskulatur

Wer den Ellenbogen beugt, entdeckt am Oberarm einen mehr oder weniger ausgeprägten Hügel. Die alten Griechen sahen darin eine Maus, »mys«. Die Römer machten aus der Maus ein Mäuschen, »musculus«. Dank unserer Muskeln können wir sitzen, stehen, laufen, hüpfen, klettern, springen, heben und vieles mehr. Wie dies im Einzelnen funktioniert und wie Muskeln aufgebaut sind, lesen Sie hier.

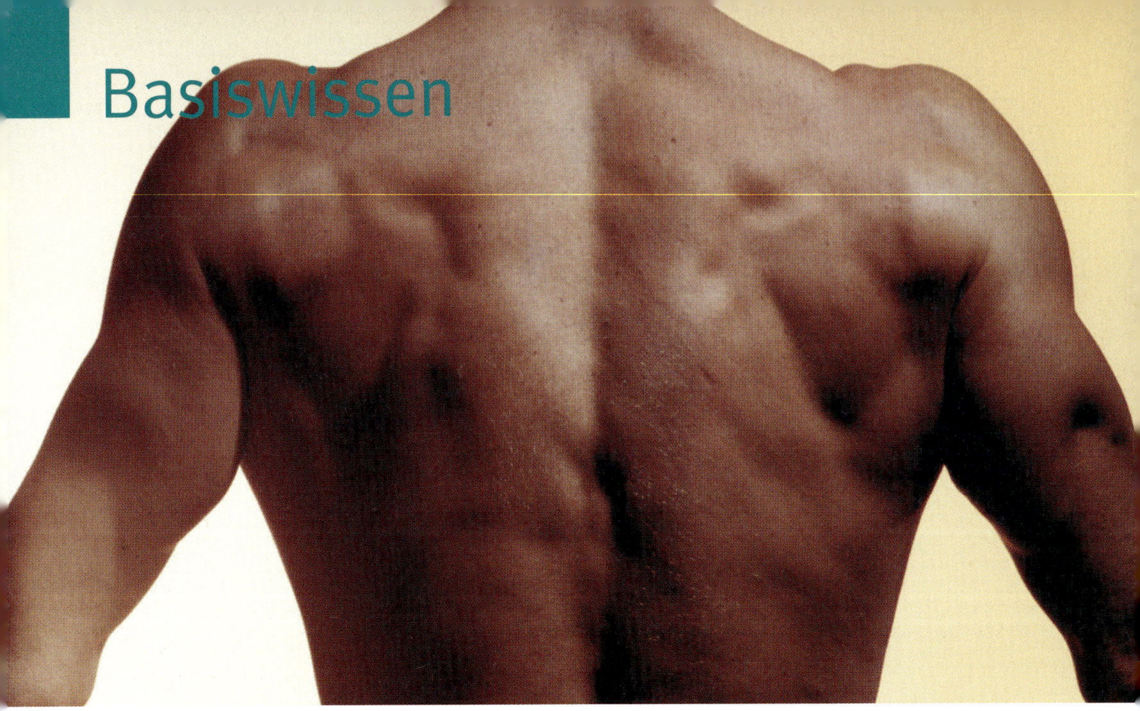

Hightechmotor Muskel: Aufbau und Funktion

Der Mensch besitzt 424 Muskeln, der kleinste hat nur eine Länge von einem halben Millimeter, der längste ist etwa 30 Zentimeter lang. Jeder Muskel besteht aus in Längsrichtung verlaufenden, parallel zueinander liegenden Muskelfasern, die in bindegewebsartiger Verbindung als Muskelbündel eingefasst und von der Muskelhaut (Faszie) umgeben ist. Zwischen diesen Bündeln liegen Speicher, in denen Zucker und Sauerstoff in Energie umgewandelt werden. Innerhalb des Bindegewebes verlaufen Gefäße und Nerven, welche die

INFO

Quer gestreifte oder glatte Muskulatur?

Die meisten Muskeln sind durch Sehnen mit Knochen verbunden und ermöglichen deren Bewegung. Sie heißen Skelettmuskeln oder quer gestreifte Muskeln. Sie sind mit unserem Willen mehr oder weniger beherrschbar. Die glatte Muskulatur arbeitet unwillkürlich, unterliegt also nicht unserer Steuerung. Sie setzt sich bei Bedarf quasi automatisch in Bewegung, etwa im Verdauungstrakt.

Muskulatur mit lebenswichtigen Nährstoffen versorgen.

Jeder Skelettmuskel hat einen Ursprung, den Knochen, an dem er Halt findet, und einen Ansatz, den Knochen, den er bewegt. Aus Gründen der besseren Hebelwirkung und der optimalen Kraftübertragung befinden sich Ursprünge und Ansätze meist in der Nähe von Gelenken, wobei die Muskulatur durch Sehnen eine feste Verbindung zum Knochen eingeht. Die Aufgabe jedes einzelnen Muskels besteht nun darin, durch Zusammenziehen (Kontraktion) Ursprung und Ansatz einander anzunähern. Eine Bewegung entsteht also dadurch, dass die Muskulatur bei der Kontraktion Zugkräfte auf die Sehnen ausübt, die ihrerseits wiederum Zugkräfte auf die Knochen ausüben. Meist sind zwei Muskeln beteiligt, die entgegen gesetzte Bewegungen ausführen: Sie heißen Agonist (Spieler) und Antagonist (Gegenspieler). Zwischen dem Ursprung und Ansatzpunkt liegt mindestens eine gelenkige Verbindung, damit überhaupt eine Bewegung zustande kommt. Die Muskelarbeit führt also zu einer Bewegung einzelner oder mehrerer Gelenksysteme, abhängig davon, wie viele unterschiedliche Muskeln an dieser Arbeit beteiligt sind.

INFO

Was passiert bei einer Bewegung in den Muskeln?

Um die Versorgung mit Sauerstoff sicherzustellen, werden Muskeln bei körperlicher Anstrengung vermehrt durchblutet. Gleichzeitig muss das bei der Muskelarbeit anfallende Laktat (Salz der Milchsäure) über das Blut abtransportiert werden. Laktat bewirkt am Herzen – durch die Muskeltätigkeit zu verstärkter Pumpleistung gefordert – eine rasche Ermüdung. Für den notwendigen Energienachschub sorgen die Mitochondrien. In diesen winzigen Muskelkraftwerken innerhalb der Muskelzellen werden Kohlenhydrate und Fette unter Sauerstoffverbrauch verbrannt.

Motorik: Konzertiertes System von Bewegungsabläufen

Die durch die Muskulatur initiierte Bewegung nennt man Motorik. Ihre ureigenste Aufgabe besteht darin, dem Individuum zu ermöglichen, einen Ortswechsel vorzunehmen, also von A nach B zu gelangen. Diese Eigenschaft findet man bereits bei Einzellern, die durch Formveränderung (ebenfalls eine Form der Kontraktion) in der Lage sind, etwa durch Wasser zu schwimmen und damit den Standort zu wechseln.

Ohne »Befehle« wären Muskeln völlig hilflos

Die Muskulatur als kontraktionsfähiges Organ wäre überflüssig, würde sie nicht bestimmte knöcherne Hebel in Bewegung setzen können. Erst dieser Hebel mit den jeweils dazwischen liegenden Gelenken (Achsen) macht eine Bewegung möglich. Damit die Muskeln aber überhaupt funktionieren und gezielte Aufgaben erfüllen können, muss an sie ein »Befehl« ergehen. Der Auslöser der Kontraktion ist das Gehirn, welches den Befehl über die Nerven- an die Muskelfasern weiterleitet. Die Nervenfasern reizen nur so viele Muskelfasern, wie es zur Ausübung der Bewegung braucht. Einfache Bewegungen, etwa das Beugen des Zeigefingers, erfordern relativ wenige Muskelkontraktionen, um den Zeigefinger in den entsprechenden Gelenken zu bewegen. Bei komplexeren Bewegungsabläufen, wie etwa das Führen einer Tasse zum Mund, sind eine Fülle von Muskelaktivitäten erforderlich, die fein aufeinander abgestimmt eine sinnvolle Gesamtbewegung von der Schulter über den Ellenbogen bis hin zum Handgelenk und den Fingern veranlassen.

Bewegungsabläufe sind z. T. bereits als »Muster« in unserem Gehirn vorprogrammiert. Schon ein Embryo im Mutterleib kann solche zusammengesetzten Bewe-

INFO

Die Alles-oder-nichts-Regel

Im Zentrum der Muskelkontraktion steht die motorische Einheit. Sie besteht aus einem Motoneuron und der von diesem innervierten Gruppe von Muskelfasern. Motoneuron ist ein anderer Name für den motorischen Nerv, der den Muskel versorgt. Gelangt ein Reiz über das Motoneuron einer motorischen Einheit an die dazugehörigen Muskelfasern, so kontrahiert sich diese Muskelfaser so stark sie kann. Die Stärke der Kontraktion ist nicht abhängig von der Stärke des Reizes. Es gibt entweder eine maximale Kontraktion oder gar keine. Das bedeutet aber nicht, dass sich ein Muskel immer nur maximal kontrahieren kann. Der Grund dafür ist, dass der gesamte Muskel aus sehr vielen Muskelfasern und motorischen Einheiten besteht. Es werden nicht immer alle auf einmal angeregt. Die Stärke der Muskelkontraktion des einzelnen Muskels hängt also davon ab, wie viele der motorischen Einheiten auf einmal zur Kontraktion angeregt werden. Dieser Mechanismus wird als Alles-oder-nichts-Regel bezeichnet.

gungen ausführen. Feinheiten der einzelnen Bewegungsabstufungen, gleichzeitig etwa mit dosierter Kraftabstimmung einzelner Muskelgruppen, erfordern jedoch Training.

Zusammenspiel aus Muskeln, Gelenken und Nerven

Je differenzierter die an die Motorik gestellten Aufgaben werden, desto intensiver müssen solche Bewegungsabläufe eingeübt werden. Man denke etwa an einen Klaviervirtuosen, der in der richtigen Geschwindigkeit, Abfolge und mit der richtigen Kraftausübung in der Lage ist, eine Beethovensonate zu spielen. Aber auch schlichte Alltagsaufgaben erfordern eine konzertierte Aktion. Das aufrechte Gehen oder das Laufen erfordert eine Fülle von feinst aufeinander abgestimmten Bewegungsmustern.

Ein funktionierendes Gesamtsystem aus Gelenken, Muskeln und Nerven ist für eine solche motorische Spitzenleistung Voraussetzung. Ist eines dieser drei Systeme defekt, führt dies zu einer erheblichen Einschränkung. Allein eine gestörte Übertragung von Nervenimpulsen hat eine unkontrollierbare Motorik zur Folge. Denken Sie an einen torkelnden Betrunkenen, er ist das beste Beispiel dafür! Selbst hoch entwickelte Computersysteme sind bei weitem nicht in der Lage, die fein abgestimmte Motorik eines Menschen auch nur annähernd zu imitieren. Die Motorik ist im wahrsten Sinne eine durch technische Raffinessen nicht ersetzbare Hightechmechanik!

INFO

Muskeln sind trainierbar

Jeder sportbegeisterte Mensch weiß, dass sich Skelettmuskeln unterschiedlich beeinflussen lassen: Durch entsprechendes Training kann man eine Kraftsteigerung oder eine Verbesserung der Schnelligkeit von Bewegungen erzielen. Auch die Ausdauer bei Dauerbelastungen oder die Koordination einzelner miteinander verbundenen Muskelgruppen lässt sich optimieren. Bereits unsere Vorfahren wussten, dass man Störungen der Muskelfunktion verbessern kann, um eine größere Leistungsfähigkeit zu erzielen. Muskeln, die zu kurz waren, wurden durch Massagen und Kneten oder speziellen Dehnungstechniken in ihrer Funktion verbessert, also geschmeidig gemacht. Diese Selbstbehandlungen haben sich bis in die heutige Zeit erhalten.

Alarmsignal Schmerz

Die Evolution lebender Organismen ist ohne Entwicklung der Sinnesorgane nicht denkbar. Den so genannten sechsten Sinn, den Schmerz, besitzen offensichtlich auch Pflanzen. Für das Überleben ist er absolut notwendig, wichtiger als die Sinnesorgane selbst. Der Schmerz sorgt für die nötige Schonung. Ein Hund beispielsweise läuft so lange auf drei Pfoten umher, bis die schmerzhafte vierte Pfote bei Belastung nicht mehr weh tut. Auf diese Art und Weise gewinnt der Körper Zeit für lebensnotwendige Heilungsprozesse. Zu frühe Aktivität löst einen neuen Schmerzschub aus. Der Schmerz reguliert also die Aktivität und limitiert den Lebensrhythmus.

Wer ständig Schmerzen hat, wünscht sich nur eines: ein Leben ohne Schmerzen. Folgerichtig müsste man vermuten, dass es kaum etwas Erstrebenswerteres gibt als ein völlig schmerzfreies Leben. Aber das wäre fatal. Einige Menschen haben eine absolute Schmerzunempfindlichkeit, sie leiden am Analgesie-Syndrom. Betroffene mit dieser Anlagestörung spüren nicht, wenn sie sich verletzen. Banale, im Alltag zugezogene Blessuren bleiben unbemerkt, schmerzbedingte Reflexe und Schutzmechanismen fehlen, so dass der Schmerz seine Wächterfunktion nicht ausüben kann.

Wenn also der Schmerz eine sinnvolle Funktion im Leben jedes Organismus darstellt, könnte man eigentlich den Schmerz als einen Freund bezeichnen, auch wenn dies paradox klingen mag. Bei allen akut bedrohlichen Zuständen, etwa beim Verbrennen an einem heißen Gegenstand, bedeutet der Schmerz mit seiner Fluchtreaktion eine Minimalisierung einer Schädigung, die ohne den Schmerzreflex eine wesentlich stärkere Traumatisierung verursachen würde. Nachlassende akute Schmerzen erlauben dem Betroffenen, die eingeschränkten Aktivitäten je nach Schmerzbefund langsam wieder aufzunehmen.

Jeder Mensch empfindet den Schmerz anders

Wer überängstlich und extrem schmerzempfindlich ist, wird wesentlich länger warten, bevor er wieder aktiv wird. Ganz anders derjenige, der dem Schmerz keine besondere Bedeutung beimisst oder diesen sogar ignoriert. Beide Extremfälle führen zu unterschiedlichen, aber meist gefährlichen Zuständen: Der Schmerzüberempfindliche wird unter Umständen durch übermäßig lange Schonung sekundäre Schädigungen an anderen Organsystemen erleiden, während der andere etwa einen heilenden Muskelriss zu früh beansprucht und so ein erneutes Zerreißen der gerade zu heilen beginnenden Muskelwunde riskiert.

Dennoch kann man den Schmerz unter einem anderen Aspekt auch als Feind verstehen. Dies insbesondere dann, wenn der Schmerz seine Schutzfunktion nicht mehr erfüllt und chronisch wird, damit also seinen biologischen Sinn einbüßt. Man ist sich heute darüber einig, dass man einen Schmerz dann als chronisch bezeichnet, wenn er mindestens drei Monate anhält.

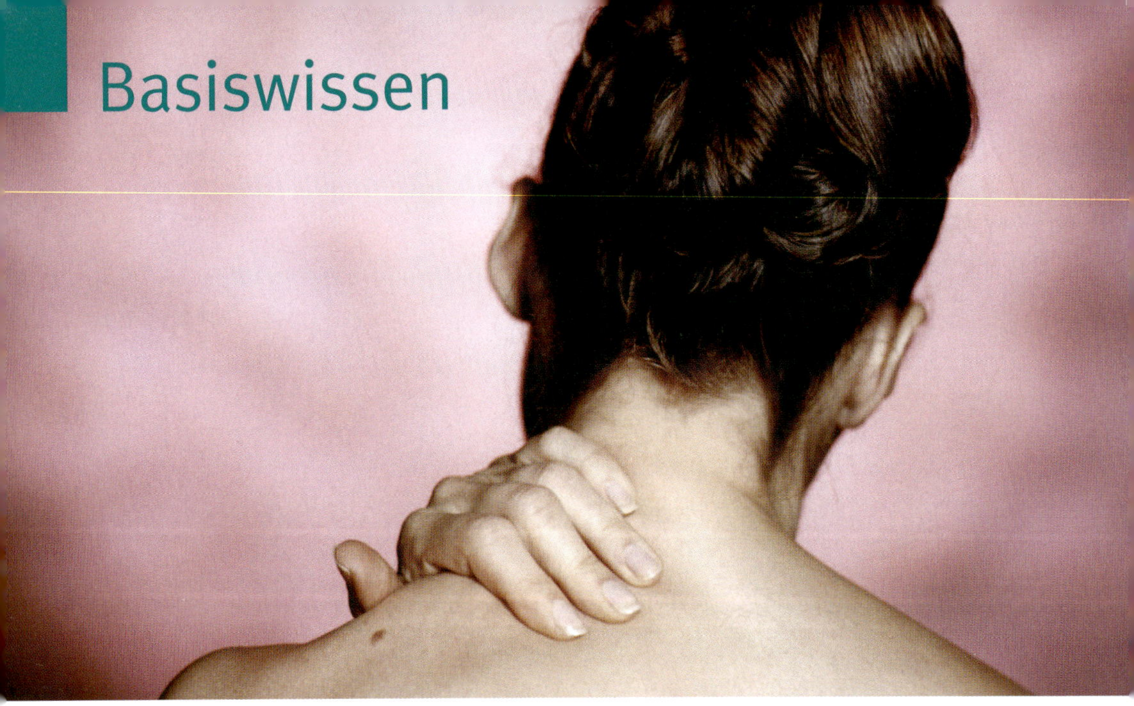

Wenn Muskeln schmerzen: Mögliche Ursachen

Ständige Fehlbelastungen oder Fehlhaltungen, Dauerstress im Job oder in der Familie oder einfach zuviel des Guten beim Sport: Es gibt viele Gründe dafür, dass sich unsere Muskeln verhärten, verspannen oder andere »Wehwehchen« zuziehen. Lesen Sie in diesem Kapitel, welchen möglichen »Gefahren« unsere Muskulatur ausgesetzt ist.

Die Muskulatur und die »Gelenk-Kinetik«

Jeder Muskel besitzt auch in Ruhe eine Grundspannung, den so genannten Ruhetonus. In diesem Zustand wird kein elektrischer Reiz an die Muskulatur zur Aufrechterhaltung dieser

INFO

Gleichgewicht der Muskelkräfte

Werden Bizeps und Trizeps nacheinander aktiviert, so findet zunächst eine Beugung, danach eine Streckung des Armes statt. Dies kann aber nur dann funktionieren, wenn einer der beiden Muskeln intensiver aktiviert wird und somit die Kraft des einen größer ist als die des anderen. Sind beide Kräfte gleich groß, bewegt sich der dazwischen liegende Gelenkabschnitt nicht, vielmehr bleibt er in einer fixierten Haltung in jeder gewünschten Zwischenposition sozusagen starr, als wäre eine Bremse eingelegt. Werden nun durch Erhöhung der Muskelspannung die Zugkräfte eines der beiden Partner erhöht, ist eine Bewegung des dazwischen liegenden Gelenkes immer noch möglich. Die Bewegungen sind allerdings nicht mehr so flüssig und locker. Andererseits kann man unter einer entsprechenden Vorspannung beider Gruppen kürzere und schnellere Abruptbewegungen durchführen als mit einer völlig entspannten Gesamtmuskulatur.

Spannung abgegeben. Die Muskulatur hat eine eigene, nicht durch Nerven hervorgerufene Eigenspannung. Diese kann zusätzlich durch Nervenreize, also durch reflektorische oder willentlich herbeigeführte Aktivitätspotenziale der Nerven verstärkt werden, um damit etwa eine Bewegung herbeiführen.

Nicht jede Spannungserhöhung der Muskulatur hat automatisch eine Gelenkbewegung zur Folge: Isoliert betrachtet führt natürlich jede Spannungserhöhung einer Muskelgruppe zu einer Annäherung der beiden Gelenkpartner, also zu einer Bewegung. Jeder Muskel besitzt jedoch – wie Sie wissen – einen Gegenpartner, der exakt die gegenteilige Bewegung in einem Gelenksystem herbeiführen kann.

Fehlhaltungen und Fehlbelastungen

Fehlhaltungen sind unnatürliche (unphysiologische) Stellungsverhältnisse der einzelnen Gelenkpartner zueinander,

INFO

Arbeitsplatzergonomie vor 200 Jahren

Die häufigsten schmerzhaften Fehlhaltungen und Belastungen treten erfahrungsgemäß im Schulter-Nacken-Bereich auf, wenn etwa die Arbeitsplatzsituation nicht ergonomisch gewählt ist. Der beste Tipp zur Vermeidung solcher Störfaktoren ist die korrekte Haltung beim Arbeiten. Bereits im Kindesalter empfiehlt sich beim Schreiben und Lesen eine schräge Unterlage in Form eines leicht geneigten Pultes, wodurch die ständige unnötige Beugung der Halswirbelsäule verringert wird. Bereits Goethe hatte dieses Schmerzphänomen durchschaut und beim Schreiben darauf verzichtet, sich an einen Tisch zu setzen. Die alten, aus der Zeit unserer Großeltern bekannten Schulpulte entspringen derselben Idee. Leider sind die heutigen modernen Schulmöbel trotz vielfacher Empfehlungen von Schulärzten und Ergonomen unbeachtet geblieben, so dass bereits unsere Kinder häufig unter Nackenschmerzen leiden.

wobei diese – unter Beibehaltung der Haltung – unnatürlich große Muskelkräfte erfordern. Ein Beispiel: Stellen Sie sich vor, Sie verfolgen eine Theatervorstellung von einem Platz im seitlichen Rang. Um das Geschehen auf der Bühne betrachten zu können, müssen Sie über Stunden hinweg den Kopf ausschließlich in eine Richtung drehen. Die Folge: muskuläre Verkürzungen der Halsmuskeln auf der einen und unnatürliche Dehnungseffekte der Weichteilstrukturen auf der anderen Halsseite. Viele dieser »Seitenrang-Theaterbesucher« spüren am nächsten Tag deutliche Nackenschmerzen, weil sie versäumt haben, zwischendurch Ausgleichbewegungen der Halswirbelsäule vorzunehmen. Ähnliche Situationen entstehen, wenn Sekretärinnen ihren Computerbildschirm statt in Front seitlich positioniert haben.

Unter Fehlbelastungen versteht man unnatürliche Dauerbeanspruchungen von Muskelgruppen, die entweder in Spannung gehalten werden oder unnatürlich viel Arbeit leisten müssen, ohne sich zwischendurch erholen zu können. Wer etwa drei Stunden mit einer Heckenschere arbeitet, wird mit großer Wahrscheinlichkeit erhebliche Schmerzen an den Muskelansätzen der Unterarmmuskulatur und entsprechende Gelenkschmerzen im Hand- und Ellenbogengelenk bekommen, weil die ständige Kontraktion der Muskulatur das physiologische Ausmaß überschreitet und der Schmerz als Warnsymptom signalisieren möchte, dass die Muskulatur und die dazwischen liegenden Gelenke eine Erholung benötigen.

Häufige Partnerschaft: Stress und Muskelverspannung

Unter Stress versteht man eine Anpassungsreaktion des Organismus auf unerwartete, häufig bedrohliche Zustände, die von außen oder innen den Organismus treffen können. So können Stressoren, also Stress auslösende Faktoren durch traumatische Einflüsse entstehen, diese können wiederum körperliche oder seelische Inhalte haben. Einige Beispiele: Schmerzen durch Entzündungen führen reflektorisch zu einer Spannungserhöhung der umgebenen Muskulatur. Gleiches geschieht aber auch durch psychische Stresseinwirkungen, etwa durch Angst, Schreck oder Bedrohung, letztlich auch durch eine gewisse psychische Erwartungshaltung, etwa durch ein bevorstehendes Wettrennen oder eine Prüfung.

Solche Stresssituationen können aber auch länger anhalten. Stellen Sie sich vor, dass Sie als routinierter Autofahrer Ihren täglichen Heimweg mit dem Fahrzeug plötzlich unter völlig extremen Bedingungen zurücklegen müssen. Unerwarteter Schneefall bei Nebel und Glatteis erfordern eine extreme Aufmerksamkeit, die dazu führt, dass die übliche 20-minütige Heimfahrt mit dem Auto nun eine Stunde oder länger dauert. Selbst Sie als versierter Autofahrer werden nach einer solchen Fahrt in aller Regel völlig verspannt aus dem Auto steigen. Die einstündige maximale Anspan-

INFO

Alarmreaktion im Körper

Stellen Sie sich vor, Sie gehen an einem schönen Sommerabend allein im Wald spazieren, um in einem nahe gelegenen Waldrestaurant Freunde zu treffen. Plötzlich knackt es im Gebüsch. Ohne dass Sie es beeinflussen können, kommt es in Bruchteilen von Sekunden zu einer Adrenalinausschüttung in Ihrem Körper, der wie ein Alarmsignal alle wichtigen Zentren in höchste Bereitschaft versetzt: Der Herzschlag wird schneller, der Blutdruck steigt, die Atmung beschleunigt sich, die Muskelspannung steigt. Die verbesserten Bedingungen des eigenen Organismus, etwa mit vermehrter Durchblutung und Sauerstoffanreicherung, verleihen ihm in diesem möglichen Gefahrenmoment die optimalen Überlebenschancen. Dem potenziellen Feind rasch davon laufen zu können oder ihm wehrhaft begegnen zu können, sind natürliche Strategien, die nicht selten ein Überleben in extremen Gefahrensituationen überhaupt ermöglichen. Geht alles gut – die Gefahr erweist sich, wie im Beispiel als harmloses Reh –, drosselt der Körper die Adrenalinausschüttung: Blutdruck und Herzschlag normalisieren sich und die Muskeln entspannen.

nung hat dazu geführt, dass bestimmte Muskelgruppen aus der ständig erhöhten Verspannung gar nicht herausgekommen sind. Die Schulter-Nacken-Muskulatur, insbesondere der Schulterblattheber, reagiert auf diese Anspannung mit schmerzhafter Verspannung.

Mesenchymaler und tendomyotischer Muskelschmerz

Muskelforscher kennen zwei Muskelschmerzen, den so genannten mesenchymalen Muskelschmerz und den tendomyotischen Muskelschmerz. Der mesenchymale Schmerz entsteht an dem Gefäß-Bindegewebsanteil des abgehenden Nerven innerhalb der Muskulatur, während tendomyotische Muskelschmerzen am Muskel-Sehnenübergang bzw. am Ansatz des Muskels in Gelenknähe der Knochen entstehen. Bei Verspannungen kommt es zu brennenden, ziehenden oder stechenden Schmerzen an den Ansatzpunkten der Muskulatur.

Muskelkrampf: Wenn Impulse überschießen

Muskelkrämpfe entstehen durch vermehrte Kontraktionen einzelner Muskelgruppen oder eines Muskelteils. Schuld an einer solchen Krampfsituation ist eine erhöhte Impulsgebung durch den dazugehörigen Nerv. Warum es bei dem einen zu häufigen Muskelkrämpfen kommt, bei dem anderen dagegen überhaupt nicht, hängt mit davon ab, wie leicht eine Muskulatur durch einen Nervenimpuls erregbar ist. Besonders störanfällig werden Muskeln unter anderem durch Magnesiummangel, oder es liegt eine noch nicht abgeklungene Schädigung einer Nervenwurzel vor, etwa nach einem Bandscheibenvorfall.

Was hilft?

Muskelkrämpfe kann man in der Regel sofort und nachhaltig unterbrechen, wenn man den verkrampften Muskel vorsichtig, aber konsequent dehnt. Krampft etwa ein Wadenmuskel, so geschieht die Dehnung durch Anheben des Fußes im oberen Sprunggelenk, was eine Dehnung der Wadenmuskulatur bewirkt (Abb. a). Einen Krampf der Oberschenkelmuskulatur auf der Rückseite des Beines behandelt man durch Heranziehen des gebeugten Oberschenkels an den Körper in Rückenlage (Abb. b).

a

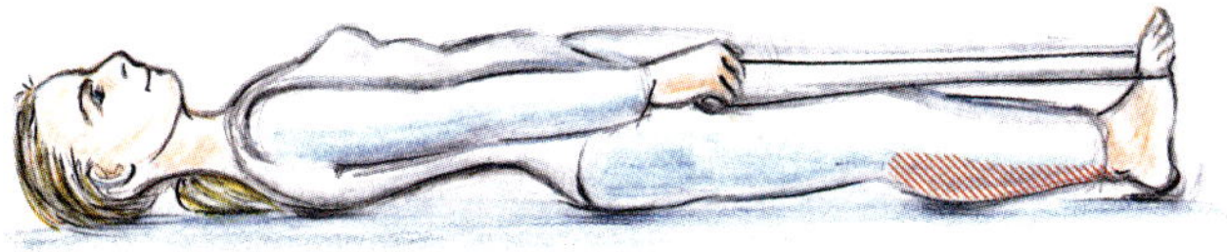

b

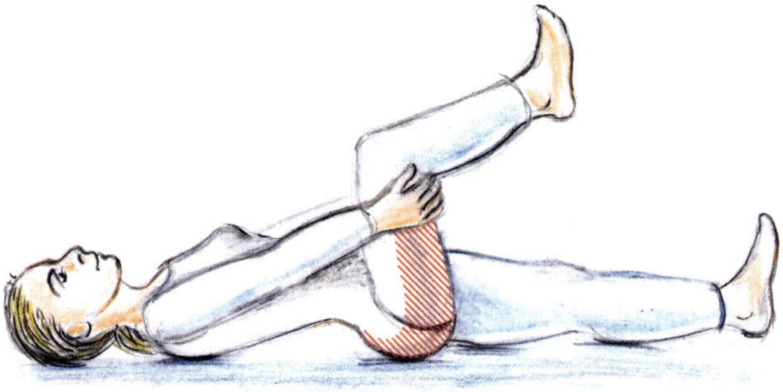

Muskelkater – »Rachefeldzug« der Muskelzellen

Meist entsteht ein Muskelkater durch übermäßige Beanspruchung. Eine anstrengende Bergwanderung und ähnliche Ereignisse führen zu örtlichen heftigen Schmerzen derjenigen Muskelgruppen, die durch die vorherige Beanspruchung besonders überfordert wurden. Meist tritt der Muskelkater erst einen oder zwei Tage nach der Überanstrengung auf und hält einige Tage vor. Früher glaubte man, es handle sich dabei um nicht weiter transportierte Stoffwechselprodukte innerhalb der Muskulatur, die als Schlacken oder Gifte den Schmerz verursachen. Heute weiß man, dass es sich beim Muskelkater um winzige Muskelfaserläsionen handelt, also echte Miniaturverletzungen des Muskels selbst. Den Schmerz erklärt man durch Reparaturvorgänge und Abräumaktionen des Körpers.

Was hilft?

Meist helfen vorsichtige Knetungen und Massagen, warme Bäder, ein Saunabesuch sowie eine funktionelle Beanspruchung der Muskulatur, womit gemeint ist, dass man die Muskelaktivität des entsprechenden schmerzhaften Körperabschnitts soweit steigert, wie es der Schmerz zulässt. In aller Regel ist der Muskelkater nach spätestens drei Tagen – mit und ohne Behandlung – wieder abgeklungen.

Muskelprellung oder »Pferdekuss«

Die Muskelprellung entsteht durch eine direkte äußere Gewalteinwirkung. Ein typisches Beispiel ist der so genannte »Pferdekuss« des Fußballspielers durch einen Tritt des Gegenspielers. Da die Muskulatur stark durchblutet ist, kann ein mehr oder weniger großer Bluterguss die Folge sein. Anfangs ist der Schmerz sehr heftig, später überwiegt ein schmerzhaftes Spannungs- und Druckgefühl. Ein Bluterguss (Hämatom) ist immer ein Trauma, also eine Verletzung mit dem Riss eines oder mehrerer Blutgefäße. Durch eigenständige Blutstillung des Körpers kommt es rasch zu einem Verschluss des Risses am verletzten Gefäß.

Was hilft?

Örtlich applizierte Kälte mit Eiswürfeln bringt rasche Linderung. Hierzu füllt man einen Gefrierbeutel mit zerstoßenen Eiswürfeln und legt ihn, eingehüllt in ein nasses Handtuch, auf den Bluterguss. Praktisch ist ein Kältespray, direkt nach dem Aufsprühen stellt sich die Kältewirkung ein.

Muskelzerrung – Überforderung oder falsche Bewegung

Eine Muskelzerrung entsteht meist durch eine plötzliche unkoordinierte Bewegung. Die Folge ist eine Überdehnung der Muskelfasern und des umgebenden Bindegewebes, wobei es zur Zerstörung einzelner Muskelzellen kommt. Eine Zerrung ist also ein winziger Muskelriss. An der lädierten Stelle entsteht ein punktartiger Schmerz, verbunden durch minimale Blutungen (Bluterguss) in diesem Bereich.

Was hilft?

In alle Regel sind zwei bis drei Tage Schonung ausreichend. Beschleunigen kann man die Heilung durch physikalische Maßnahmen, etwa durch eine Behandlung mit Ultraschall (Massagepraxis) oder durch momentane Entlastung der verletzten Struktur, z. B. durch einen angelegten Tape-Verband, den jeder gute Physiotherapeut oder Sportarzt durchführen kann.

Muskelfaserriss – wenn die Anspannung zu groß wird

Der Muskelfaserriss ist sozusagen der große Bruder der Muskelzerrung. Dies bedeutet, dass es fließende Übergänge von der Muskelzerrung bis zum Muskelfaserriss gibt. Je mehr Anteile an Muskelfasern reißen, desto stärker ist der Schmerz und desto schwer wiegender die Funktionsstörung. Ursache für Muskelfaserrisse ist die Überanstrengung eines Muskels während maximaler Leistungen (abrupte Anspannungen eines Muskels, äußere Gewalteinwirkung auf einen vorgespannten Muskel, etwa durch einen kantigen Gegenstand). Ein Faserriss kann in jedem Muskel des Körpers auftreten. Besonders häufig betroffen ist allerdings die Wadenmuskulatur.

Was hilft?

Aufgrund der größeren Läsion ist eine etwas längere Entlastung erforderlich, manchmal bis zu zwei Wochen. Jede während dieser Zeit vorgenommene Dehnung des Muskels wird als schmerzhaft empfunden und stört in gewisser Weise auch die Heilung, während die Entlastung des Muskels (bei der Wadenmuskulatur etwa durch Tragen von Blockabsätzen) eine raschere Heilung und eine geringere Schmerzhaftigkeit ermöglicht. Die gleichen physikalischen Maßnahmen wie bei der Muskelzerrung sind auch hier wirksam.

Muskelverletzung: Sofort zum Arzt!

Bei einer Verletzung des Muskels kommt es zur Durchtrennung von größeren Arealen. Dies geschieht meist beim Sport. Auch äußere Gewalteinwirkungen können die Muskeln verletzen, entweder ein stumpfer Schlag oder ein Messerstich. Man erkennt eine solche Verletzung an einer sofortigen erheblichen Funktionsstörung des Muskels, jede Bewegung in diesem Verletzungsbereich führt zu heftigen Schmerzen. Bei stumpfen Verletzungen, bei denen die Haut intakt bleibt, bemerkt man eine deutliche Blutergussbildung im verletzten Bereich.

Was hilft?

Hier handelt es sich um eine ernste Verletzung, die ein strenges Vorgehen erfordert, um Dauerschäden zu vermeiden. Einige Muskeln sollten zur Erhaltung ihrer Funktion nach einer Durchtrennung durch den Arzt wieder zusammengenäht werden, während andere Verletzungen auch spontan heilen, wenn man eine Entlastung des Muskels vornimmt und diese auch konsequent beibehält. Da fast alle Muskeln so genannte Hilfsmuskeln besitzen, also solche, die eine ähnliche Funktion wie sie selbst besitzen, kann man in den meisten Fällen auf eine chirurgische Behandlung verzichten. Die Entscheidung sollte aber immer der Arzt treffen, der über die Größe der Verletzung und die Behandlungsnotwendigkeit entscheiden soll.

Muskelentzündung: Vielfältige Ursachen

Eine Muskelentzündung (Myositis) kann unterschiedliche Formen und Krankheitsverläufe haben. Allein auf dem rheumatologischen Sektor gibt es eine Reihe von Ursachen, die eine Muskelentzündung herbeiführen können. Die Entzündung ist mit einer Schwäche der Muskulatur und mit Schmerzen verbunden. Häufig ist es möglich, die Gründe für eine Entzündung durch Laboranalysen näher einzukreisen. In Zweifelsfällen kann man neben der Labordiagnostik auch eine Gewebeprobe untersuchen (Muskelbiopsie), wobei in Verbindung mit dem Labor die Ursache in aller Regel gesichert werden kann.

Was hilft?

Nachdem es sich dabei meist um ernsthafte Erkrankungen handelt, muss immer der Arzt konsultiert werden. Eine Eigenbehandlung ist in solchen Fällen in keinem Fall empfehlenswert.

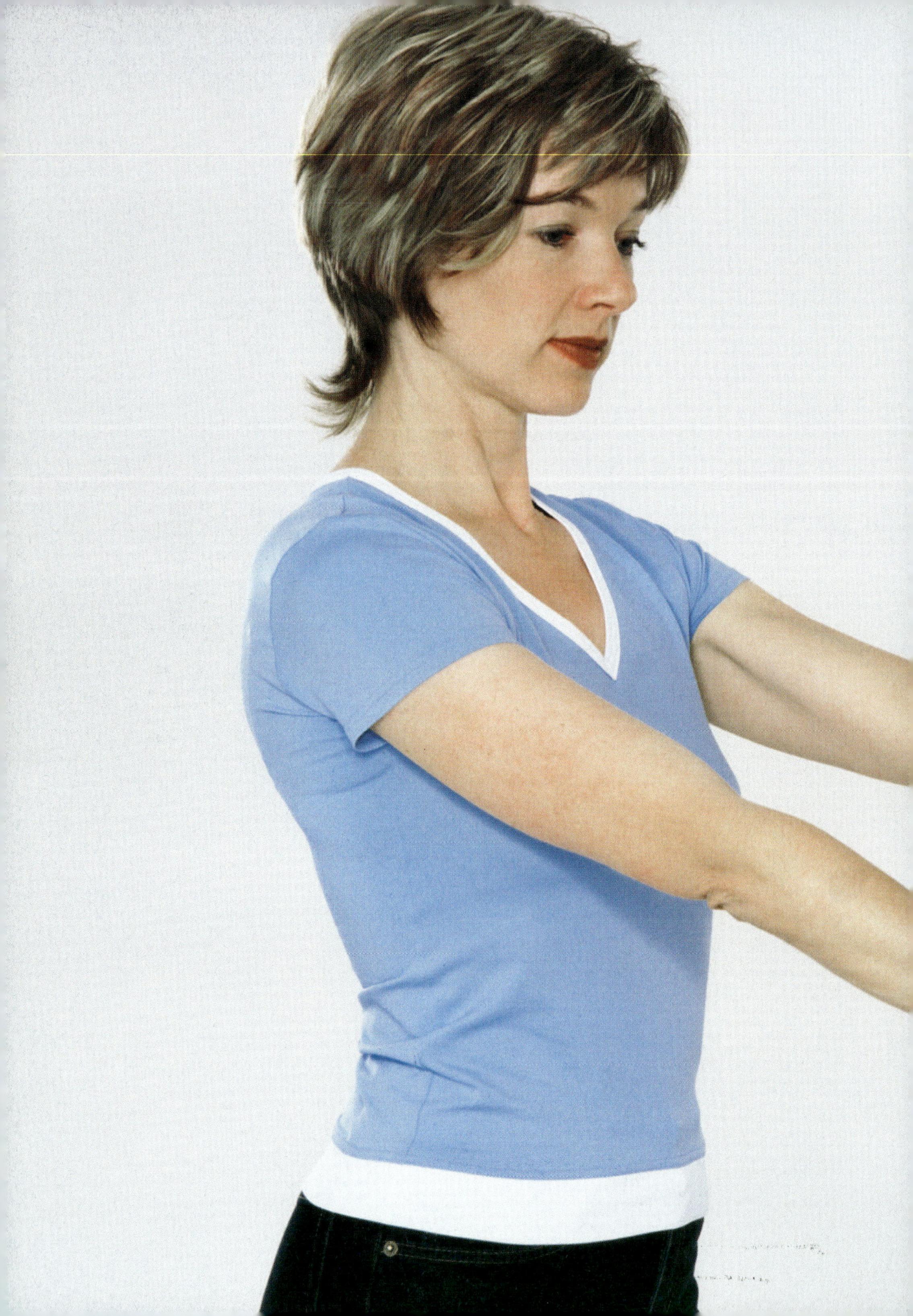

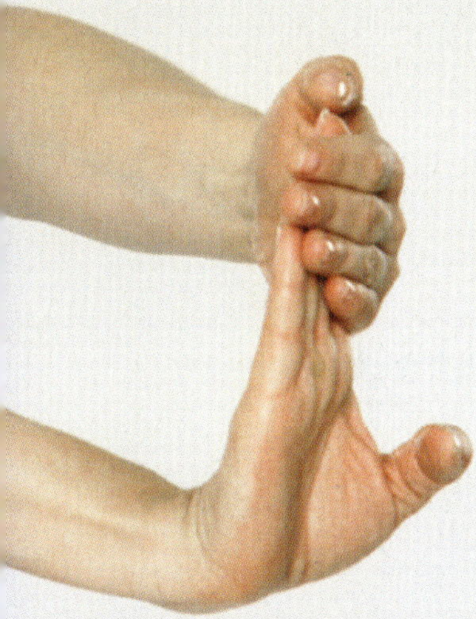

2

Basis-Übungen: Ihr Sofort-Programm

Nicht nur Fehlbelastungen und -haltungen führen zu Beschwerden. Auch Trauer, Ängste und andere belastende Emotionen erhöhen den Muskeltonus und können – sofern sie länger andauern – zu Verspannungen der Muskulatur führen. Welche Muskeln betroffen sind und was Sie kurz- und langfristig dagegen tun können, lesen Sie hier.

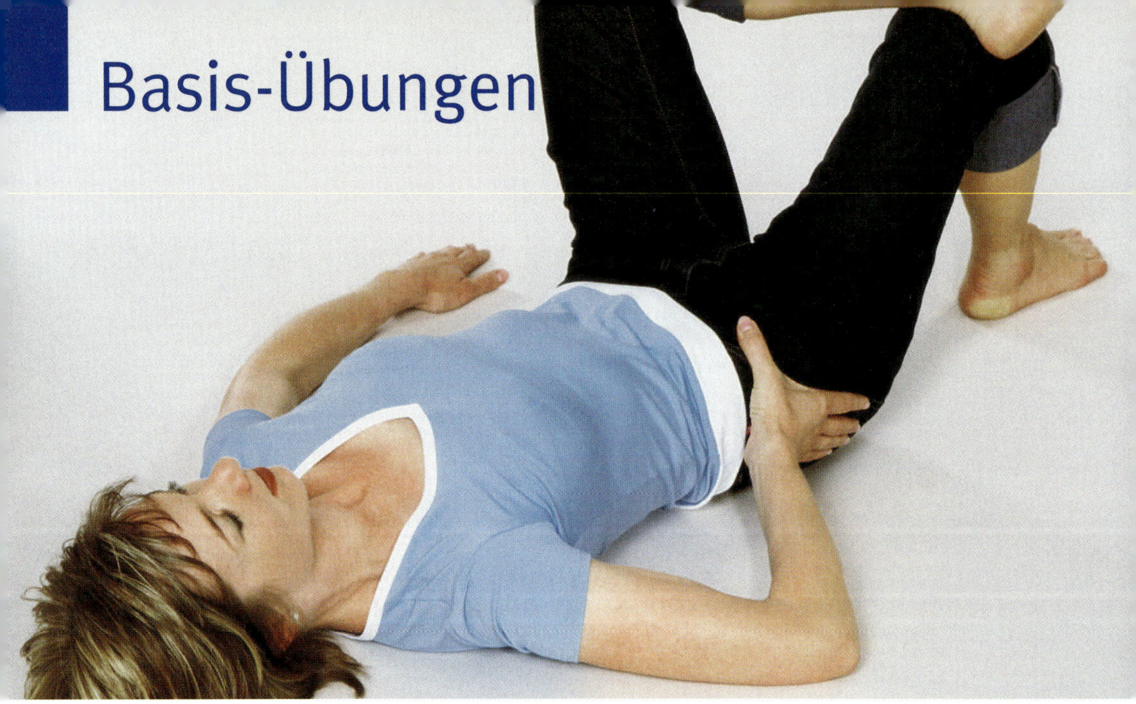

Basis-Übungen: Was Sie zuvor wissen sollten

Gut gelaunte Menschen erkennt man meist schon am Gang. Sie gehen locker, entspannt und aufrecht durchs Leben. Wer dagegen ständig mit psychischen Belastungen zu kämpfen hat, verkrampft sich und zieht seinen Kopf gern wie eine Schildkröte ein. Die Muskulatur ist angespannt, so wie der Betroffene im Innern angespannt ist. Ändert sich der Muskeltonus, kann sich auch das seelische Befinden ändern. Das macht man sich in der Therapie von depressiven Menschen schon lange zu Nutze. Lockerungsübungen, Tanz und Bewegung sowie Entspannungstraining können dazu beitragen, die Stimmung der Betroffenen zu bessern. Kein Zweifel, zwischen Muskelspannung und Psyche (Seele) gibt es eine Wechselwirkung.

Muskeldysbalance durch psychischen Stress

Stress erhöht den Muskeltonus. Das verursacht nicht sofort Schmerzen. Erst wenn die Spannung über längere Zeit erhöht ist, treten Schmerzen auf. Bei näherer Untersuchung einzelner Muskelgruppen hat man beobachtet, dass sich nicht alle Muskeln gleichmäßig einer solchen Spannungserhöhung unterziehen, sondern dass einige Muskeln sehr stark, andere nur gering beeinflusst werden. Wichtig ist jedoch, dass länger anhaltende Erhöhungen der Spannung zu Muskelverkürzungen führen. Diese haben einen Verlust der Geschmeidigkeit einerseits und eine Beeinträchtigung der Leistungsfähigkeit andererseits zur Folge. Nachdem alle Skelettmuskeln in einem gewissen Gleichgewicht der Spannungs- und Kräfteverhältnisse zueinander stehen, kommt es durch Unterschiede der Kraft und Leistungsfähigkeit auch zu einem gewissen Ungleichgewicht der einzelnen Muskelpartner, was letztlich zu einem Kraft- und Funktionsdefizit führt. Diesen Zustand des Ungleichgewichts bezeichnet man in der Fachsprache als muskuläre Dysbalance.

In der orthopädischen Schulmedizin hat man erkannt, dass psychische Faktoren bei der Auslösung von muskulären Problemen einen hohen Stellenwert besitzen. Noch vor einem Jahrzehnt maß man den psychischen Entstehungsmechanismen wenig Bedeutung zu. Stressgeplagte Workaholics etwa müssen also lernen, Auszeiten einzuplanen, in denen sie einfach einmal nichts tun. Dieses sich locker dem normalen Rhythmus wieder hinzugeben, führt nachweislich zu einer Normalisierung des Muskeltonus, wodurch es meist gelingt, einen Großteil der muskulären Beschwerden zu minimieren.

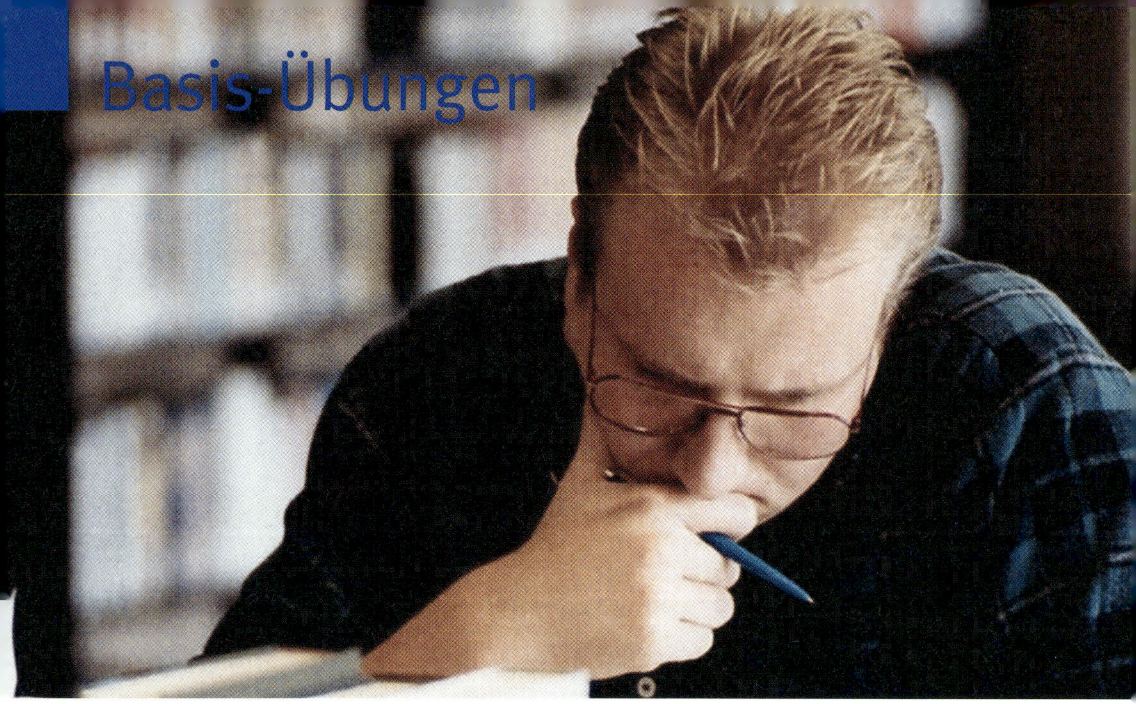

Typische Verspannungs- und Schmerzpunkte

Loslassen von äußeren Zwängen bedeutet im Prinzip nichts anderes als locker lassen und entspannen. Das Loslassen beginnt im Kopf, muss also bewusst (auch manchmal gegen gewohnte Widerstände) in Gang gesetzt werden. Wenn bei der Beschreibung der folgenden Schmerzpunkte von »locker lassen« die Rede ist, ist diese bewusste Abkehr von Hektik, Umtrieb und Geschäftigkeit gemeint.

Verspannungs- und Schmerzpunkt 1: Kiefer

Bei Verkürzungen der Schulter-Nacken-Muskeln und der vorderen Halsmuskulatur kommt es bei chronischem Verlauf fast immer auch zu einer vermehrten Spannung des Kaumuskels (M. masseter). Insbesondere nachts, wenn die Muskulatur normalerweise locker und entspannt sein sollte, arbeitet der Masseter bei vielen Menschen kontinuierlich in Form einer mahlenden Kaubewegung, das wir als nächtliches Zähneknirschen (Bruxismus) kennen. Zähneknirschen oder Zähnepressen entsteht vor allem dann, wenn sich der Mensch in Stress- und Überlastungssituationen befindet. In der Regel gilt: Wer knirscht, versucht ein Problem abzuarbeiten. Der tägliche Zahnkontakt erhöht sich durch dieses Zähneknirschen oder -pressen ganz erheblich. Diese Erscheinung führt letztlich zu einem starken Abrieb des Zahnschmelzes an den Kontaktflächen der Zähne, manchmal kommt es auch zu einer Zahnwurzelreizung (Pulpitis), letztlich aber nahezu immer zu einer Irritation des Kiefergelenks. Jeder 20. Mensch knirscht heute mit den Zähnen – Tendenz steigend. Nacht für Nacht werden so Gebisse zermalmt, wobei Kräfte bis zu 100 Kilogramm pro Quadratzentimeter auf die Zähne einwirken. Aber auch das ständige verbissene Zusammenbeißen der Zähne ist als Zeichen einer inneren Anspannung in diesem Zusammenhang zu nennen.

Jedes durch Fehlbelastung überforderte Gelenk, gleichgültig an welchem Teil des Körpers, antwortet mit einem typischen Reiz. Die Gelenkflächen werden auf Dauer stärker als normalerweise belastet, was Schmerzen auslöst. Manchmal kommt ein Reizerguss hinzu, der durch Spannungserhöhung der Gelenkkapsel einen zusätzlichen Schmerz herbeiführt. Der entstandene Kapselschmerz veranlasst seinerseits reflektorisch

INFO

Mögliche Ursachen auf einen Blick

- Verkürzung der Schulter-Nacken-Muskulatur.
- Verkürzung der vorderen Halsmuskulatur.
- Stress und damit verbunden nächtliches Zähneknirschen, Zähnepressen oder häufiges Zähne-Zusammenbeißen.
- Falsche Bissstellung der Zähne.
- Krankheitsprozesse der Zahnwurzeln.
- Krankheitsprozesse des Kiefergelenks.
- Krankheitsprozesse der Nasen- oder Stirnhöhle.
- Trigeminusneuralgie.

die umgebene Kaumuskulatur, eine erhöhte Spannung aufzubauen, die sich zur ohnehin schon vermehrten Spannung noch addiert. Ein Teufelskreis aus Muskelspannung und -schmerz entsteht.

Verspannungen der Kiefermuskulatur können natürlich auch andere Ursachen haben, die mit der Psyche zunächst nicht in Zusammenhang stehen, sondern einen völlig anderen Hintergrund haben, wie etwa eine Zahnwurzelentzündung, eine Trigeminusneuralgie oder etwa eine Vereiterung der Nasennebenhöhle oder der Stirnhöhle. Solche Veränderungen und Prozesse sind durch den Zahnarzt oder Hals-Nasen-Ohrenarzt abzuklären und entsprechend zu behandeln.

Praxistipp Soforthilfe

Ein Entspannungstraining für diese Muskeln ist nur sehr selten erforderlich, wenn ja, ist dieses aber idealerweise durch einen Krankengymnasten mit spezieller Erfahrung durchzuführen. Eigenbehandlungen, wie etwa Kaugummi kauen oder Ähnliches führen eher zum Gegenteil der erhofften Entspannung.

Trotzdem können Sie, wenn Sie zu den nächtlichen »Knirschern« oder »Beißern« gehören, zur Lockerung der Gesichtsmuskulatur folgende Übungen durchführen:

Übung 1

Öffnen Sie den Mund langsam 10-mal hintereinander soweit wie möglich, um die Muskeln zu lockern.

Übung 2

Nehmen Sie eine »Luftkugel« in den Mund, und bewegen Sie diese so im Mund hin und her, dass Sie alle Bereiche der Wangen und Lippen von innen her massiert.

Das können Sie noch tun!

- Gehören Sie zu den Zähneknirschern oder -pressern, sollten Sie auf jeden Fall zum Zahnarzt oder Kieferorthopäden gehen. Eine Aufbiss-Schiene kann zur Entlastung der Kaumuskulatur beitragen.
- Auch eine vorübergehende medikamentöse Behandlung mit Muskel entspannenden Medikamenten (Myotonolytika) kann Sie dabei unterstützen, locker zu lassen.
- Auch Krankengymnastik kann zur Entspannung der Kaumuskulatur beitragen.
- Vor dem Schlafen keine Problemfilme im Fernsehen anschauen!
- Warme Umschläge oder eine Gesichtsmassage bringen oft Erleichterung.
- In hartnäckigen Fällen kann auch eine Psychotherapie dabei helfen, die Gründe für das nächtliche Knirschen und Beißen aufzuspüren.

Das hilft langfristig

- Regelmäßige Entspannungs- und Lockerungsübungen.
- Regelmäßiges Entspannungstraining (siehe S. 118 ff.).
- Sport und körperliche Aktivitäten.
- Ergonomische Arbeitsplatzgestaltung.
- Vermeidung von abendlichen Zusatzstressoren wie Problemfilme oder Ähnliches.

ACHTUNG

Tritt nach einigen Tagen keine Besserung ein und bestehen die Schmerzen weiter, sollten Sie ohne Aufschub zum Arzt gehen. In einigen hartnäckigen Fällen sind spezielle Röntgenaufnahmen der Kiefergelenke erforderlich, manchmal auch Korrekturen an der Bissstellung der Zähne.

Verspannungs- und Schmerzpunkt 2: Hals

Eine der häufigsten muskulären Verspannungen entsteht bei »Schreibtischtätern« durch unsachgemäße Platzierung des Computerbildschirms: der »Computerhals«. Immer wieder kann man die falsche Anordnung des Bildschirms beobachten, der nicht frontal zur Arbeitshaltung steht, sondern so weit seitlich, dass der Kopf über Stunden hinweg konstant in Rotation gehalten wird, während die Tastatur im Blickfeld geradeaus positioniert ist. Verständlicherweise muss der Kopf durch diese Anordnung in einer ständigen Rotationshaltung fixiert bleiben, wodurch ein Teil der Wirbelgelenke einerseits in einer vermehrten Kompression steht, andererseits die Gelenk führenden Muskeln zum Teil verkürzt, die anderen dafür über längere Zeit in eine ungewohnte Dehnungsstellung gebracht werden. Alles zusammen führt zu Schmerzen im Halsbereich, die bis in den Nacken ausstrahlen, häufig aber auch zu sehr lästigen Hinterkopfschmerzen mit Tendenz zur Ausstrahlung in die Schläfen und Augenregion.

Aber auch wer nicht stundenlang vor dem Computer sitzt, kann sich schnell einen steifen Hals holen. Nach dem Sport verschwitzt ins Auto gesetzt und die Scheibe einen Spalt breit herunter gekurbelt, die Nacht auf der alten Matratze schlecht geschlafen, bei Minustemperaturen schnell mal ohne warme Jacke den Müll an die Straße gebracht: Zugluft, falsches Liegen oder Kälte können dem Hals übel mitspielen. Häufig wird der Hals oder auch die Schulter steif und der Kopf kann nur noch unter Schmerzen gedreht oder bewegt werden.

INFO

Mögliche Ursachen auf einen Blick

- Falsches Liegen oder Sitzen.
- Zugluft.
- Bandscheibenschaden.
- Degenerative Veränderungen.
- Osteoporose.
- Gefäßerkrankungen.

Auch ernsthafte Erkrankungen können sich hinter den Schmerzen im Halsbereich verstecken, etwa degenerative Veränderungen, Gefäßerkrankungen, Osteoporose (Knochenschwund) oder ein Bandscheibenschaden.

Praxistipp Soforthilfe

Ist Ihr Hals verspannt oder steif und schmerzt bei Bewegung, sind folgende Lockerungsübungen empfehlenswert:

Übung 1

Sie sitzen aufrecht auf einem Hocker. Kopf etwas nach rechts drehen und leicht nach vorn neigen. Die linke Hand greift über den Kopf an die rechte Schläfe, die rechte Hand umfasst die Hockerkante.

Nun beugen Sie den Oberkörper nach links, die rechte Schulter wird dabei nach unten gezogen. Muskeln so anspannen, als wollten Sie die rechte Schulter nach oben ziehen. 5–10 Sekunden halten. Entspannen und jetzt den Oberkörper noch ein wenig weiter nach links bewegen. Die Übung so oft wiederholen, bis eine weitere Dehnung nicht mehr möglich ist. Die andere Seite dehnen, dabei gelten die obigen Angaben spiegelbildlich auch für Gegenseite.

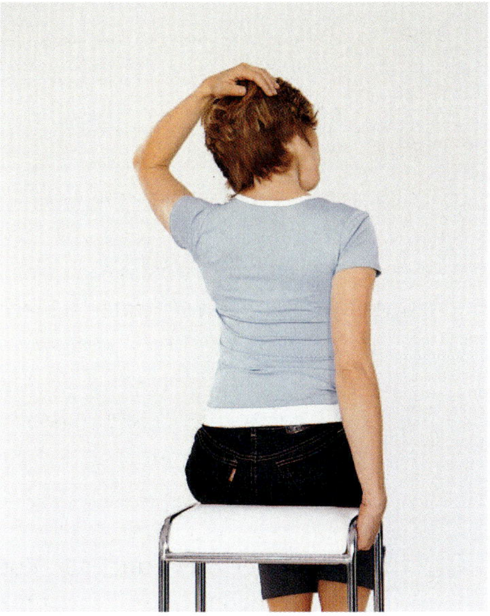

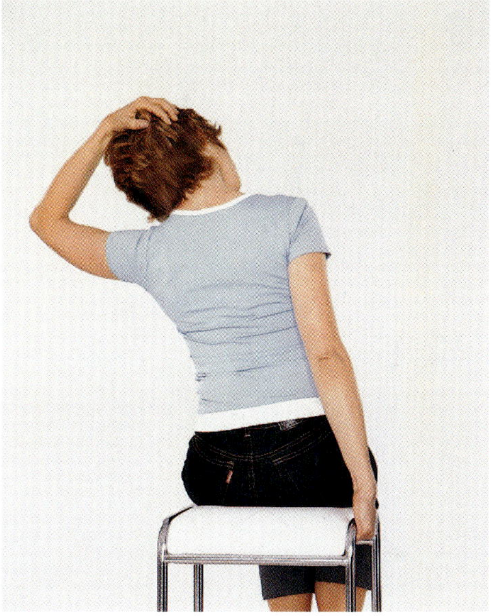

Übung 2

Diese Übung zur Dehnung der hinteren Halsmuskulatur können Sie ganz leicht zwischendurch im Stehen machen.
Den Kopf zur linken Seite drehen und über die linke Schulter nach hinten oben sehen. Die rechte Schulter dabei gleichzeitig nach unten ziehen.
Die Spannung 10–15 Sekunden halten und dann die andere Seite dehnen. 2–3-mal wiederholen.

Übung 3

Auch diese Übung lässt sich zwischendurch im Stehen machen.
Neigen Sie langsam den Kopf zur linken Seite und schieben Sie gleichzeitig den rechten Arm in Richtung Boden.
Dehnung 5–10 Sekunden halten, dann die andere Seite dehnen.

Das können Sie noch tun!

- Hals warm halten (Schal) oder Wärmebehandlung, z. B. mit der Rotlichtlampe oder mit dem Körnerkissen.
- Entspannende Massagen.
- Vermeiden von extremen Bewegungen im Bereich der Halswirbelsäule.
- Bei Schmerzen Einnahme eines leichten Schmerzmittels (z. B. Acetylsalicylsäure, Ibuprofen), um weiterer Verspannung als Schmerzfolge vorzubeugen.
- Sachgerechte und ergonomische Platzierung des Bildschirmes.
- Vermeidung von Kälteeinflüssen oder Zugluft.
- Vorsichtiges sachgerechtes Dehnen.

Das hilft langfristig

- Entspannungstraining mit regelmäßigen Dehn- und Lockerungsübungen.
- Elektrotherapie (siehe S. 107).
- Vermeidung von Kälteeinflüssen auf die Muskulatur des Nackens.
- Richtiges Liegen auf einem Nackenkissen.
- Eine gute – nicht zu harte – Matratze.
- Ergonomische Gestaltung des Arbeitsplatzes.
- Kräftigung der Halsmuskulatur.

ACHTUNG

Tritt nach einigen Tagen keine Besserung ein und hält der Schmerz an, sollten Sie ohne Aufschub zum Arzt gehen. Auch nach einem Unfall ist ein Arztbesuch zwingend erforderlich – und zwar sofort.
Die meist schleichend auftretenden Bewegungseinschränkungen und Muskelverspannungen, die sich nicht durch Zugluft oder Ähnliches erklären lassen, sollten in jedem Fall durch einen Orthopäden abgeklärt werden, am besten in Verbindung mit einem bildgebenden Verfahren.

Verspannungs- und Schmerzpunkt 3: Nacken

Nackenschmerzen sind fast immer die Folge von Verspannungen und Verkrampfungen der Halsmuskulatur und führen zu Schmerzen oder Unbehagen im Nacken-, Hals- und Schulterbereich. Der Schmerz kann bis in Schultern, Brust, Arm, Hand oder Hinterkopf ausstrahlen. Nackenschmerzen sind ein weit verbreitetes Leiden. Gerade bei Büro-Arbeitern sorgt schlechte Haltung oft für Verspannungen im Nackenbereich. Wenn Sie den Kopf bewegen, zieht und sticht es im Nacken.

Nackenschmerzen sind immer auch ein Signal. Der Körper rebelliert gegen unzumutbare Bedingungen und fordert mehr Aufmerksamkeit. Auch wer seelisch belastet ist, leidet häufig unter Verspannungen im Nackenbereich. Untersucht man alle Skelettmuskeln hinsichtlich stressbedingter Anfälligkeit für Verkürzungen, so sind die Nackenmuskeln besonders häufig betroffen. Wer kennt sie nicht, die viel beschworene »Angst im Nacken«, die zur Anspannung führt?

INFO

Mögliche Ursachen auf einen Blick

- Falsches Sitzen oder Liegen.
- Seelische Probleme, Überforderung, Ängste, Stress.
- Zugluft oder Erkältung.
- Muskelzerrungen.
- Bandscheibenvorfall oder Bandscheibenentzündung.
- Osteoporose.
- Skoliose.
- Weichteilrheumatismus.

Neben Fehlhaltungen und psychischen Belastungen kann eine Reihe ernsthafter Erkrankungen Schmerzen im Nackenbereich auslösen. Bei Bandscheibenschäden an der Halswirbelsäule (Bandscheibenvorfall, Bandscheibenentzündung) werden die Nackenschmerzen mit der Zeit immer stärker. Es kann zu einem steifen Nacken und einem gestörten Kraft-, Schmerz- oder Berührungsempfinden kommen. In diesem Fall sollte immer ein Arzt zugezogen werden. Treten Nackenschmerzen nach einem Autounfall (Schleudertrauma), einem heftigem Schlag, Stoß oder Sturz auf, könnten dies Symptome für eine Muskelzerrung sein. Bei einem Wirbelbruch kommt es zu Nackenschmerzen nach einem schweren Schlag, Stoß oder Sturz. Es kann eine teilweise oder völlige Lähmung der Arme und Beine auftreten. In einem solchen Fall muss ein Notarzt gerufen werden. Auch Osteoporose (Verminderung der Knochensubstanz), ein schiefer Rücken (Skoliose) oder Weichteilrheumatismus können die Ursache für Schmerzen im Nacken sein.

Praxistipp Soforthilfe

Ist Ihr Nacken verspannt oder steif, weil Sie gestresst sind oder lange am Schreibtisch gesessen haben, sind folgende Lockerungs- und Dehnübungen empfehlenswert:

Basis-Übungen

Übung 1

Sie sitzen aufrecht auf einem Hocker.
Der Kopf wird nach vorn geneigt und nach links gedreht. Die linke Hand auf den Kopf oberhalb des rechten Ohres legen. Mit der rechten Hand die Hockerkante umfassen.
Beugen Sie den Oberkörper nach links und vorn. Rechte Schulter hoch ziehen und 5–10 Sekunden halten. Entspannen und danach den Oberkörper noch ein wenig mehr nach links und vorn beugen.
Übung so oft wiederholen, bis eine weitere Dehnung nicht mehr möglich ist. Andere Seite dehnen, dabei gelten die obigen Angaben auch für Gegenseite.

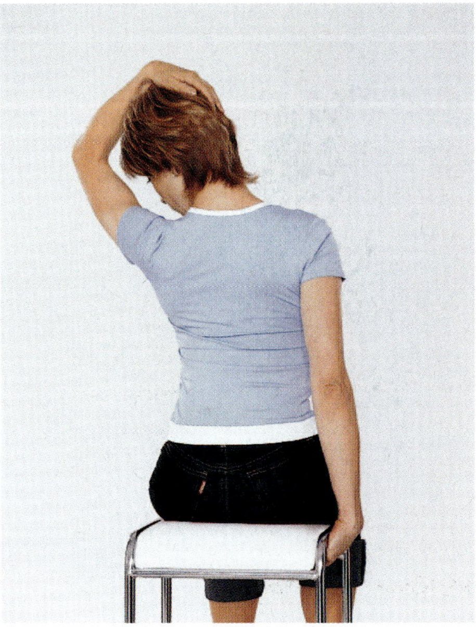

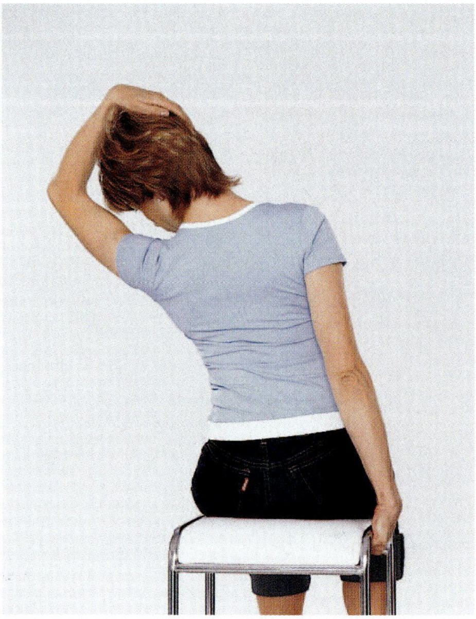

Übung 2

Für die kurze Büropause eignet sich auch folgende Lockerungsübung:
Setzen Sie sich aufrecht und gerade auf einen Stuhl, lassen Sie die Arme locker hängen und ziehen Sie das Kinn in Richtung Brustbein. 10 Sekunden so verharren, dann den Kopf wieder hochnehmen. Das Ganze 3-mal wiederholen, dabei die Haltedauer bis auf 20 Sekunden steigern.

Übung 3

Mit dem Rücken vor eine Tischkante stellen, Hände seitlich auf der Tischkante aufstützen, Kinn einziehen.

Die Arme bleiben gestreckt, der gesamte Rumpf gleitet an der Tischkante vorbei in Richtung Boden, so dass die Muskeln zwischen den Schulterblättern und um die Schultern spürbar werden. So anspannen, als wollten Sie sich wieder nach oben ziehen, dies 5–10 Sekunden halten.

Entspannen und jetzt den Körper noch weiter bodenwärts sinken lassen. Übung so oft wiederholen, bis eine weitere Dehnung nicht mehr möglich ist.

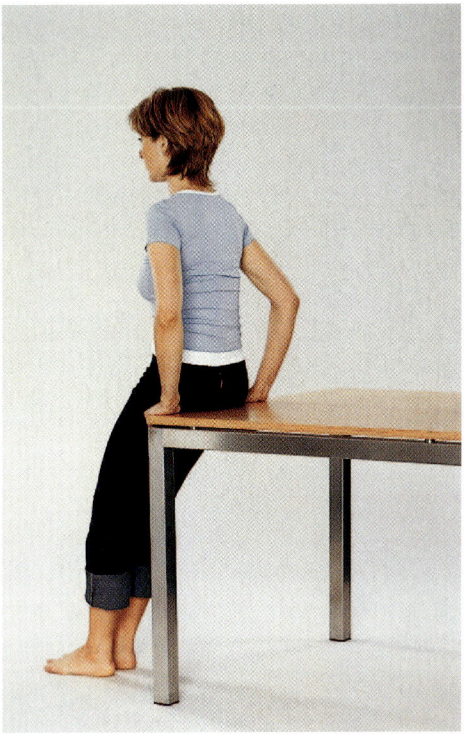

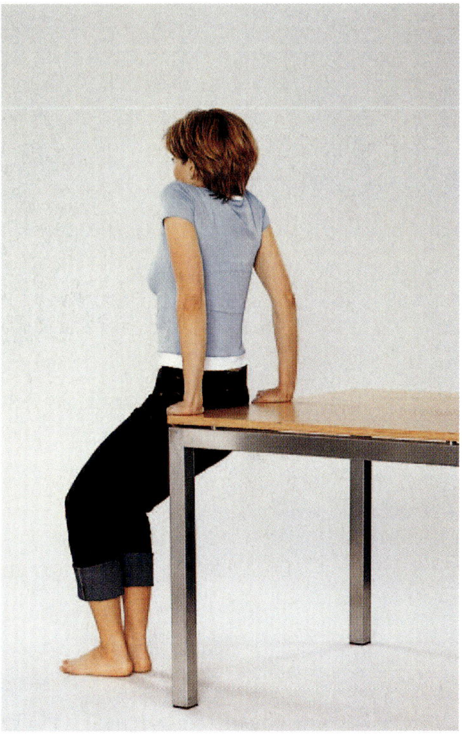

Übung 4

Eine Entspannungsübung für Ihren Nacken: Setzen Sie sich mit gespreizten Beinen oder im Schneidersitz bequem vor einen Stuhl.

Legen Sie die Stirn auf die Stuhlkante (am besten Arme oder Kissen darunter legen). Bleiben Sie so lange in dieser Position, wie Sie möchten. Regelmäßig ein- und ausatmen.

Das können Sie noch tun!

- Massieren Sie Ihren Nacken: Legen Sie Zeige- und Mittelfinger beider Hände rechts und links unmittelbar neben die Halswirbelsäule unterhalb des Hinterkopfes. Streichen Sie nun mit sanftem Druck von innen nach außen über die Nackenmuskulatur. Arbeiten Sie sich dabei von der oberen Halswirbelsäule bis zur Schultermuskulatur durch. Sie können die Massagewirkung und verstärken, indem Sie während des Ausstreichens der Nackenmuskulatur das Kinn leicht zum Brustbein ziehen. Noch besser: Sie lassen sich massieren!
- Achten Sie auf eine aufrechte Haltung.
- Überprüfen Sie Ihre Sitzposition am Arbeitsplatz.
- Machen Sie regelmäßig kurze Entspannungspausen.
- Bewegen Sie sich vorsichtig und schonen Sie sich, solange die Schmerzen andauern.
- Verwenden Sie ein Nackenstützkissen zum Schlafen.
- Bei Schmerzen Einnahme eines leichten Schmerzmittels (z. B. Acetylsalicylsäure, Ibuprofen), um weiterer Verspannung als Schmerzfolge vorzubeugen.
- Meiden Sie Zugluft.
- Wärme (Schal oder Rotlichtbestrahlung).

Das hilft langfristig

- Mehr als die Hälfte aller Nackenverspannten hat psychische Probleme, zu viel Stress und Ärger. Deshalb wichtig: Entspannungstherapien wie Yoga, Progressive Muskelentspannung und Autogenes Training lernen und regelmäßig in den Alltag einbauen. Auf Dauer helfen auch Tai Chi und Qi Gong (siehe S. 121).
- Regelmäßig die Muskeln dehnen und lockern.
- Überprüfen Sie Ihre Körperhaltung: Gerade vor dem Computer neigen viele dazu, die Schultern hochzuziehen, vor allem wenn wieder mal alles drunter und drüber geht. Darum häufiger einmal daran denken und die Schultern einfach fallen lassen, abwechselnd nach vorn und hinten kreisen und die Arme über den Kopf strecken.

- Neue Bewegungsmuster lernen. Dabei helfen z.B. Feldenkrais, Zilgrei oder die Alexander-Technik (siehe S. 115 ff.).
- Treiben Sie regelmäßig Sport, am besten Schwimmen.
- Wer morgens verspannt aufwacht, nachts immer wieder aus dem Schlaf gerissen wird, sollte sich evtl. ein orthopädisches Kissen besorgen.
- Wärme hilft und Saunabesuche wirken wahre Wunder. Aber auch ein entspannendes Vollbad mit Lavendel-, Fichtennadel- oder Thymianzusatz kann helfen, wieder locker zu lassen.

Verspannungs- und Schmerzpunkt 4: Schultern

Die Schulter ist das am meisten bewegte Gelenk des Menschen. An den Bewegungen der Schulter beteiligt sind Muskeln, Sehnen und Bänder. Der kräftige Deltamuskel umgibt das Gelenk vorn, seitlich und hinten und ist der wichtigste Muskel. Bewegt wird die Schulter auch von anderen kräftigen Muskeln, darunter der von Bodybuildern bevorzugt trainierte große Brustmuskel, der Bizepsmuskel, der Brachialmuskel sowie der breite Rückenmuskel. Eine besondere Bedeutung kommt der Muskelgruppe der Rotatorenmanschette zu. Diese vier Muskeln ziehen den Oberarmkopf an die Pfanne und zentrieren ihn bei jeder Bewegung. So schützen sie den Gelenkkopf gegen ein Abrutschen nach oben Richtung Schulterdach oder ein Abrutschen nach vorn und hinten. Doch dieses Zusammenspiel kann leicht aus dem Gleichgewicht geraten. Prellungen, Verstauchungen, Zerrungen, aber auch Entzündungen können zu starken Schmerzen im Schulterbereich führen.

Stress für die Schulter ...

Die häufigste Ursache für Schmerzen im Schulterbereich lässt sich allerdings auf Stress, seelische Belastungen und Überforderung zurückführen. Insbesondere der Schulterblattheber (M. levator scapulae), der Trapezmuskel (M. trapezius) sowie der Obergrätenmuskel (M. supraspinatus) reagieren am häufigsten und schnellsten mit Verkürzungen auf Stresssituationen. Wenn selten Zeit bleibt, das Leben locker und gelassen zu genießen, dann führt die innere Anspannung auch zu einer körperlich spürbaren Verspannung. Schulter und meist auch Nacken reagieren mit stechenden Schmerzen: Ein Alarmzeichen, dass etwas geändert werden muss.

Der Schulterblattheber hat seinen Ursprung an der Schulterblattspitze und zieht in Richtung Hinterkopf. Bei einer chronischen Verkürzung kommt es verständlicherweise zu Schmerzen an den Schulterblattwinkeln sowie im Hinterkopfbereich. Letztere, die Schmerzen am Hinterkopf nämlich, haben die Eigenschaft, dass sie durch Irritation der Hinterkopfnerven zusätzlich Ausstrahlungsschmerzen in die gesamte seitliche Schädelhälfte auslösen. Die so bezeichneten Spannungskopfschmerzen sind äußerst lästig und für viele eine typische Folge von Stresssituationen. Kopfschmerzen durch Verspannung der Nacken- und Schultermuskulatur sind eine wahre Volksseuche. An ihr leiden etwa 40 Prozent der Erwachsenen – Männer und Frauen gleichermaßen – irgendwann in ihrem Leben. Meist schmerzt der ganze Kopf dumpf drückend, die Schmerzen sitzen wie eine Haube auf dem Schädel. Im Unterschied zur Migräne treten Lärm- und Lichtempfindlichkeit nur selten auf. Die Betroffenen sind zwar in ihrer Leistungsfähigkeit beeinträchtigt, bleiben aber in der Regel arbeitsfähig.

Fehlbelastung und Fehlhaltung

Aber nicht nur psychische Belastungen oder Stress können zur schmerzhaften Verkürzung und Verhärtung der Schultermuskulatur führen. Das tägliche lange Sitzen am Schreibtisch oder im Auto ist oft verbunden mit einer falschen Sitzhaltung und führt zu Verkürzung und Fehlbelastung der Muskulatur. Fehlhaltungen wiederum verursachen oft Verspannungen der Muskulatur. Diese verliert durch die falsche Belastung ihre normale Dehnbarkeit, sie verhärtet sich und schmerzt.

Überbelastung und falsche Bewegungen beim Sport können ebenfalls zu einer Schmerzursache werden. Skandinavische Arbeitsmediziner haben nachgewiesen, dass wir der Schulter schaden, wenn wir so genannte »Über-Kopf-Arbeit« leisten, etwa Fenster putzen, Gardinen aufhängen oder eine Decke streichen. Die Schulter wird aber auch, wie die Unterarmsehne, strapaziert, wenn man stundenlang dieselbe Bewegung mit dem Arm macht. So kommt es auch zu extremen Schulterbelastungen bei der Computerarbeit, an der Supermarktkasse und beim Tennis. Bei all diesen Bewegungen kann es zu vorzeitigen Verschleißerscheinungen und zu einem Sehnenriss kommen.

Andere Ursachen

An Schulterschmerzen kann allerdings auch eine Abnutzung der Halswirbelsäule schuld sein, denn von dort werden die Schultern mit Nerven versorgt. Die Schulter kann ebenso in Mitleidenschaft gezogen sein, wenn eine chronische Entzündung Schmerzen und eine Bewegungseinschränkung verursacht. Man spricht dann in der Medizin von einer »gefrorenen Schulter« (frozen shoulder). Bei diesem Sonderfall helfen leider so gut wie keine Maßnahmen, glücklicherweise verliert sich dieser Zustand nach Wochen, manchmal auch nach Monaten spontan wieder und die Schulter ist danach wieder völlig frei beweglich und schmerzlos.

Durch das muskuläre Ungleichgewicht führen viele der extremen Schulterbewegungen zu einem Reizzustand des Schulterdachschleimbeutels, der bei jedem Anheben des Armes extreme Beschwerden verursacht und in manchen Fällen so arge Schmerzen mit sich bringt, dass selbst das Anheben einer Tasse manchmal überhaupt nicht mehr möglich ist. Solche Schleimbeutelentzündungen sind selten durch eine Eigenbehandlung zu kurieren, hier hilft in aller Regel schnell und zuverlässig eine durch den Orthopäden gezielt gesetzte Injektion mit Kortison.

INFO

Mögliche Ursachen auf einen Blick

- Stress, psychische Belastungen, Überforderung.
- Fehlhaltung und Fehlbelastung.
- Überlastung.
- Degenerative Veränderungen.
- Extreme und regelmäßige Überkopfarbeiten.
- Stereotype Bewegungen im Schulterbereich durch berufliche oder sportliche Aktivitäten.
- Muskuläre Dysbalancen und Weichteilrheumatismus (Fibromyalgie).

Praxistipp Soforthilfe

Übung 1

Sie stehen mit dem Gesicht zur Tür.
Rechten Ellenbogen an den Körper seitlich anlegen, den rechtwinklig gebeugten Unterarm nach vorn halten und mit der Innenseite der Hand an den Türrahmen legen.
Der gebeugte rechte Arm bleibt unverändert, während der Körper sich nach links dreht und Sie den angespannten Muskeln unter dem Schulterblatt spüren.
Muskel anspannen, indem die Hand fest gegen den Türrahmen gepresst wird, 5–10 Sekunden halten. Entspannen und den Körper noch ein wenig weiter nach links drehen.
Übung so oft wiederholen, bis eine weitere Dehnung nicht mehr möglich ist. Anschließend die andere Seite dehnen.

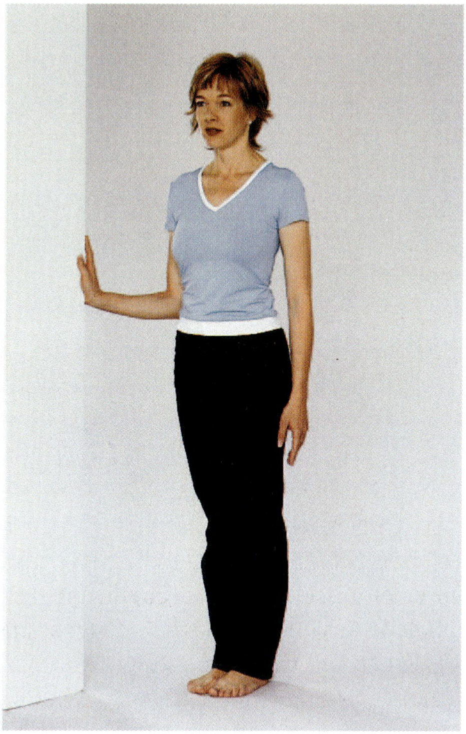

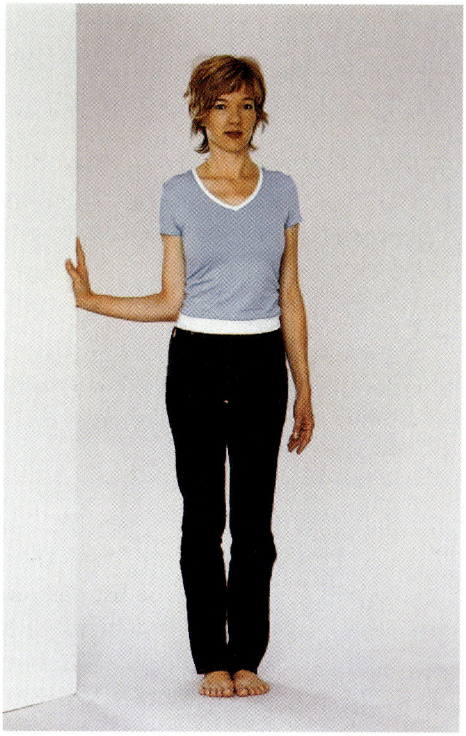

Übung 2

Sie stehen an der Tür.
Die linke Hand umfasst das rechte Handgelenk. Der rechte Arm wird seitlich angehoben, wobei Oberarm und rechte Körperseite gegen die Tür gelehnt werden. Der rechte Unterarm zeigt nach links hinten. Die linke Hand zieht nun den rechten Unterarm nach vorne links, so dass die Muskeln auf der Hinterseite der rechten Schulter spürbar gedehnt werden. Behalten Sie den Griff bei und pressen Sie den rechten Unterarm nach hinten, während die linke Hand dagegen hält.
Kurz entspannen, dann den rechten Unterarm mit der linken Hand weiter nach vorn ziehen, wobei die Innenseite des rechten Oberarmes weiter am rechten Ohr ruht. Die Übung so oft wiederholen, bis eine weitere Dehnung nicht mehr möglich ist. Die andere Seite dehnen.

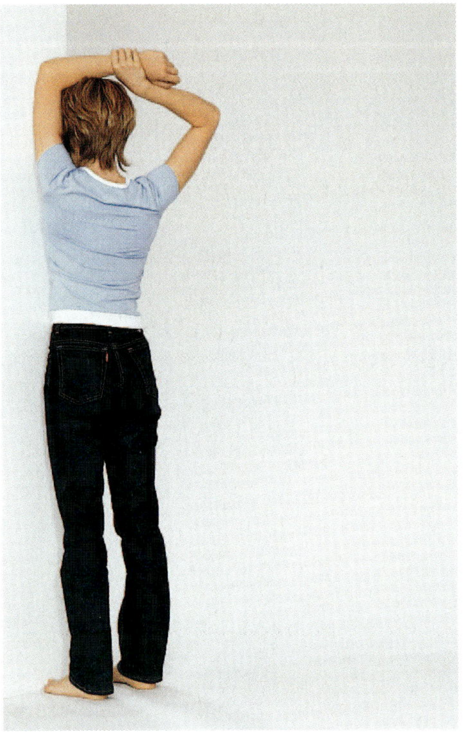

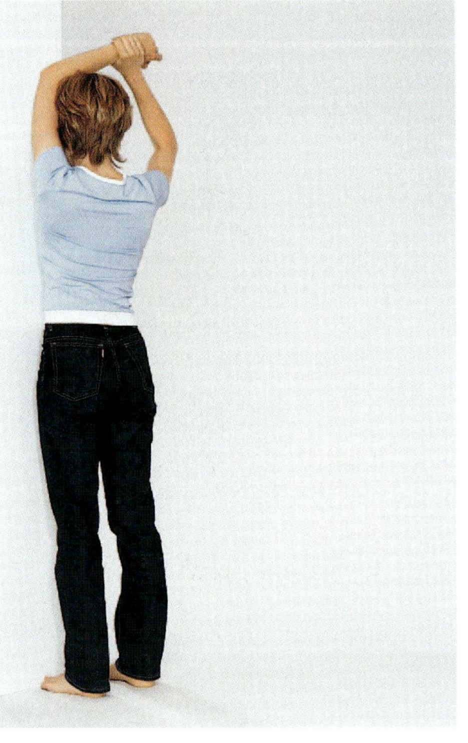

Übung 3

Im aufrechten Sitz kreisen Sie mit den Schultern einige Male langsam von vorn nach hinten und dann von hinten nach vorn. Die Muskulatur des Schultergürtels wird gedehnt und gelockert.

Übung 4

Stellen oder setzen Sie sich gerade hin, heben und senken Sie die Schultern so hoch und so tief wie es geht. Dies lockert die Muskeln.

Übung 5

Diese Übung können Sie sowohl im Stehen wie auch im Sitzen ausführen.
Achten Sie auf eine aufrechte Haltung. Ziehen Sie ganz bewusst Ihre Schultern nach hinten unten, lassen Sie Ihre Arme dabei locker herunterhängen.
Verstärken Sie nun auf der einen Seite den Zug auf die Muskulatur, indem sie Ihre Hand noch ein Stückchen weiter nach unten Richtung Boden ziehen, bis der Zug bis in den Arm hinein spürbar wird. Achten Sie darauf, den Oberkörper dabei gerade zu halten und nicht zur Seite auszuweichen.
Behalten Sie diese Dehnung 20 Sekunden bei und wechseln Sie anschließend zur anderen Seite.

Übung 6

Stellen oder setzen Sie sich aufrecht hin, heben Sie die Arme hoch. Dann winkeln Sie die Ellenbogen an, dass die Unterarme nach rückwärts zeigen und bewegen nun die Ellenbogen so weit nach hinten, wie es geht. Dehnung 5–10 Sekunden halten, mehrmals wiederholen.

Die oben genannten Übungen sind ausgesprochen wirksam, dürfen aber nur dann durchgeführt werden, wenn die Übung schmerzfrei möglich ist. Bei schon bestehenden Schmerzen in den Schultern, etwa durch eine Entzündung der Schleimbeutel sollten diese Übungen nicht durchgeführt werden, da die Schleimbeutelentzündung dadurch verstärkt werden kann.

Das können Sie noch tun!

- Wärmeanwendung (z.B. Heizkissen, Dinkelkissen, Rotlichtbestrahlung).
- Leichte entspannende Massagen.
- Durchblutungsfördernde flüssige Einreibungen (Linimente).

- Bei länger andauernden Beschwerden Einnahme von acetylsalicylhaltigen Medikamenten oder Ibuprofen.
  Achtung: Bei bestehender Reizung oder Entzündung der Schulter keine Wärme und keine Massagen!

Das hilft langfristig

- Regelmäßige Dehn- und Lockerungsübungen.
- Ergonomische Gestaltung des Arbeitsplatzes.
- Aktive Sitzplatzgestaltung, z. B. ab und zu auf einem Pezziball sitzen.
- Reizstrom- oder Ultraschalltherapie.
- Muskelkräftigung.
- Entspannungsübungen, z. B. Autogenes Training, Progressive Muskelentspannung oder Yoga. Langfristig helfen auch Tai Chi oder Qi Gong (siehe S. 121).
- Neue Bewegungsmuster lernen. Dazu eignen sich Methoden wie Feldenkrais, Alexander-Technik oder Zilgrei (siehe S. 115 ff.).

ACHTUNG

Tritt nach zwei bis drei Tagen keine Besserung ein und hält der Schmerz an, sollten Sie ohne Aufschub zum Arzt gehen.

Verspannungs- und Schmerzpunkt 5: Arme

Typisch für Beschwerden im Armbereich sind muskuläre Verspannungen im Schulter-Nacken-Bereich. Wer ständig seinen Kopf vorneigt, überfordert den Schulterblatthebemuskel. Wie sein Name schon sagt, hat er normalerweise die Aufgabe, das Schulterblatt zu heben. Bei ständiger Kopfvorneigung wird er jedoch zum »Kopfhalter«. Da er für diese Aufgabe nicht geschaffen ist, verspannt und verkürzt er sich nach einiger Zeit. Die Verspannungen übertragen sich vom Schulterblatt auf das Schultergelenk und weiter in den Arm. Auch das ständige Vorhalten der Arme kann Ursache der Verspannung sein. Wenn etwa Kassiererinnen Lebensmittel über das Band schieben, muss die Schulter-Nackenmuskulatur Schwerstarbeit leisten. Schmerzhafte Verspannungen sind meistens die Folge.

Dieselben Symptome können aber auch ganz andere Ursachen haben. Armschmerzen können von einem Bandscheibenvorfall im Halswirbelbereich herrühren. Es kann sich aber auch um das Fibromyalgie-Syndrom handeln oder einfach um die Folgen einer Grippe. Auch die anderen eher typischen Erkrankungen (Sehnenscheidenentzündung, Rheuma, Verknöcherungen, Karpaltunnel-Syndrom, Arthrose, Sehnen- und Muskelverkürzungen) sind häufig in ihren Erscheinungsformen ähnlich.

INFO

Mögliche Ursachen auf einen Blick

- Schulter-Nacken-Verspannungen.
- Ständiges Vorhalten der Arme.
- Bandscheibenvorfall.
- Fibromyalgie.
- Sehnenscheidenentzündung.
- Rheuma.
- Karpaltunnel-Syndrom.
- Degenerative Veränderungen.

Praxistipp Soforthilfe

Übung 1

Dehnt den Trizeps:
Sie sitzen aufrecht auf einem Hocker. In der rechten Hand halten Sie eine Krawatte, einen Gürtel oder einen Schal, wobei der rechte Ellenbogen gebeugt wird und der rechte Oberarm am Hinterkopf und rechten Ohr ruht. Die linke Hand umfasst mit leicht gebeugtem Ellenbogen das herunter hängende Ende der Krawatte.
Nun ziehen Sie mit der linken Hand die Krawatte in Richtung Boden, so dass der angespannte Muskel auf der Rückseite des rechten Oberarmes spürbar wird. Die rechte Hand versucht eine Bewegung zur Decke, wobei die nach unten ziehende linke Hand nicht nachgibt. 5–10 Sekunden halten.
Entspannen, dann die Krawatte noch ein wenig weiter in Richtung Boden ziehen.
Übung so oft wiederholen, bis keine weitere Dehnung mehr möglich ist. Anschließend die andere Seite dehnen.

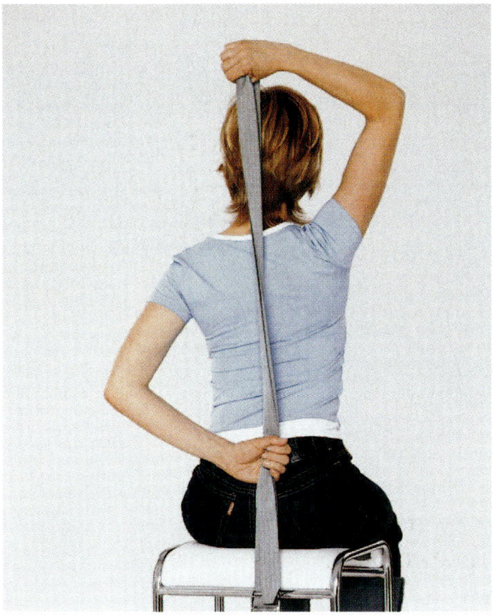

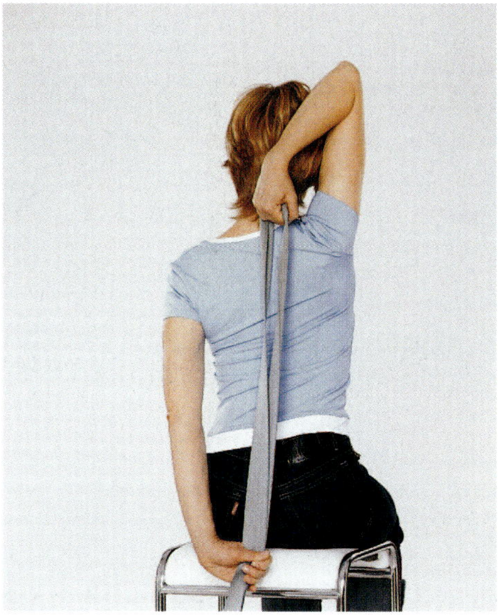

Übung 2

Dehnt Arme, Hände und Schultern:
Verschränken Sie Ihre Finger. Strecken Sie die Arme gerade nach oben und drehen Sie die Handflächen dabei nach außen. Ziehen Sie Ihre Arme in die Länge.
Verharren Sie 10–15 Sekunden in der Dehnung, 2–3-mal wiederholen.

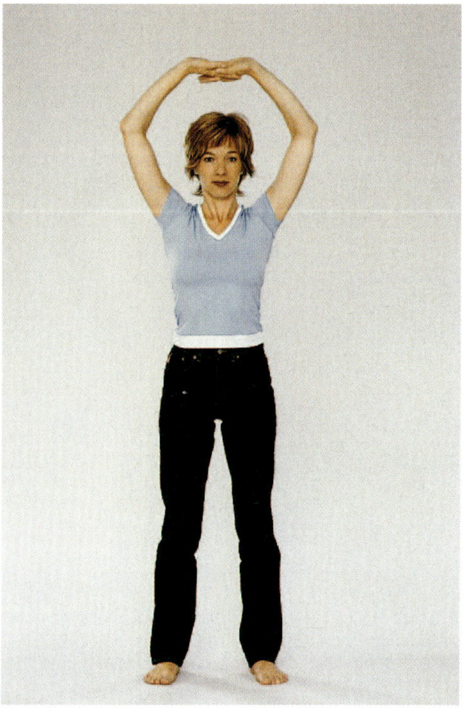

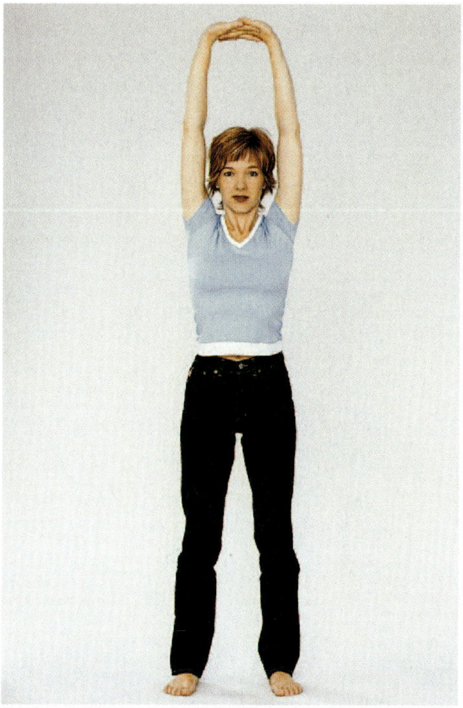

Sonderfall: Tennisarm oder Tennisellenbogen

Nicht jeder Ellenbogenschmerz – ein Muskelansatzschmerz am Ellenbogenknorren (Epicondylus) – rührt vom Tennisspielen. Je nachdem, ob die Beuge- oder die Streckmuskeln des Unterarms überlastet sind und damit zu Verkürzungen neigen, kommt es am jeweiligen Epicondylus zu einer entzündlichen Veränderung des Sehnenansatzes. Der Faustschluss, das Greifen eines Gegenstandes, das Händeschütteln, ja selbst einfache Dinge wie Zähneputzen bereiten zunehmend heftige Schmerzen, die letztlich unerträglich werden.

Übung 3

Dehnung nach oben:

Setzen Sie sich mit einem Stuhl so nahe zur Wand, dass die Hände die Wand berühren können. Das Gesicht blickt auf die Wand. Nun legen Sie die Hände so weit wie möglich nach oben an die Wand.

Versuchen Sie nun, mit den Fingern noch ein Stück höher zu laufen und dabei den unteren Rücken so lang wie möglich zu strecken.

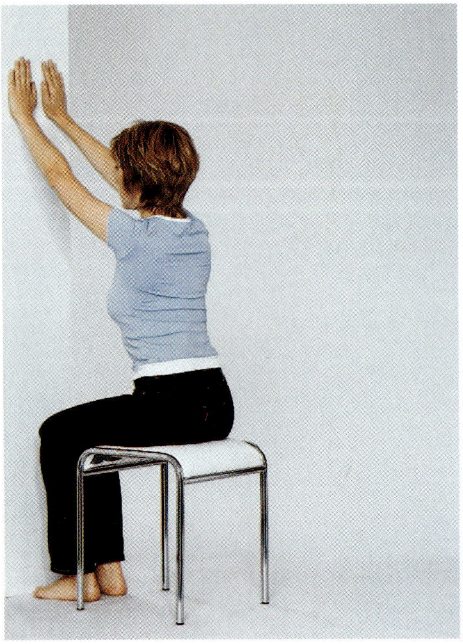

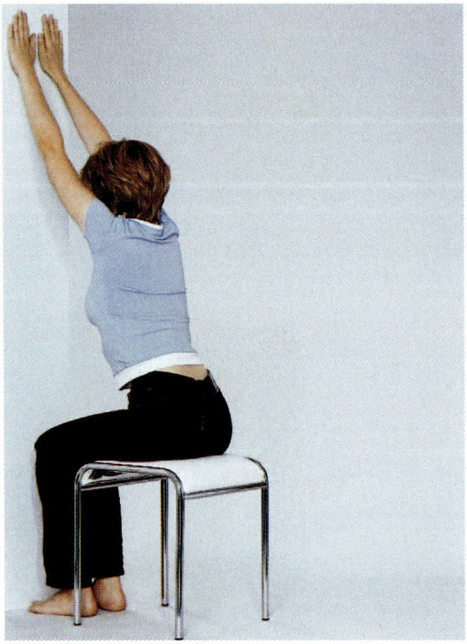

Der Name Tennisellenbogen rührt daher, dass Tennisspieler, insbesondere Anfänger, durch falsche Grifftechnik bzw. unphysiologische Schlagtechnik eine Überlastung der einen oder anderen Muskelgruppe erleiden und dann diese typischen Schmerzen bekommen, die dem Krankheitsbild letztlich seinen Namen gaben. Sowohl Tennisspieler als auch Menschen, welche die erwähnte Muskelgruppe übermäßig stark beanspruchen, können einen Tennisarm bekommen. Berufsgruppen, die monotone Bewegungsabläufe ständig wiederholen müssen, sind besonders betroffen. Abzugrenzen ist der Tennisarm von anderen Störungen im Ellenbogenbereich, etwa Entzündungen oder Abnutzungen im Ellenbogengelenk, die ebenfalls sehr schmerzhaft sein können.

Übung 1

Bei Schmerzen an der Außenseite des Ellenbogens ist folgende Dehnung empfehlenswert:
Der Ellenbogen ist rechtwinklig gebeugt, die Hand zeigt gestreckt nach unten (die andere Hand zur Hilfe nehmen).

Nun das gebeugte Ellenbogengelenk ebenfalls vorsichtig und langsam strecken, diesmal kommt es zu einer leicht ziehenden Empfindung der streckseitigen Unterarmmuskulatur. Die Streckstellung im Ellenbogengelenk 10–20 Sekunden beibehalten. Die Übung 2–3-mal wiederholen.

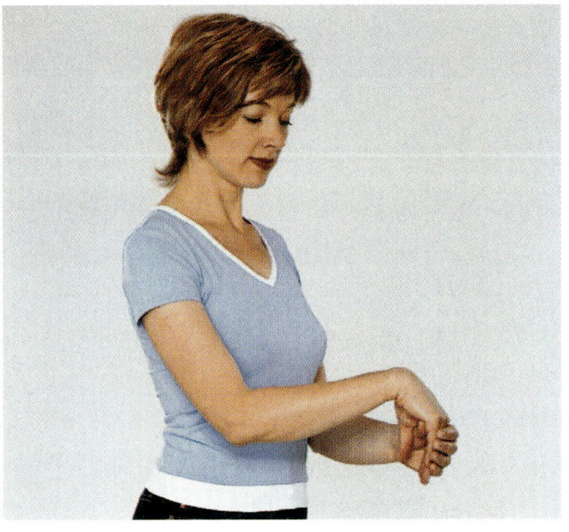

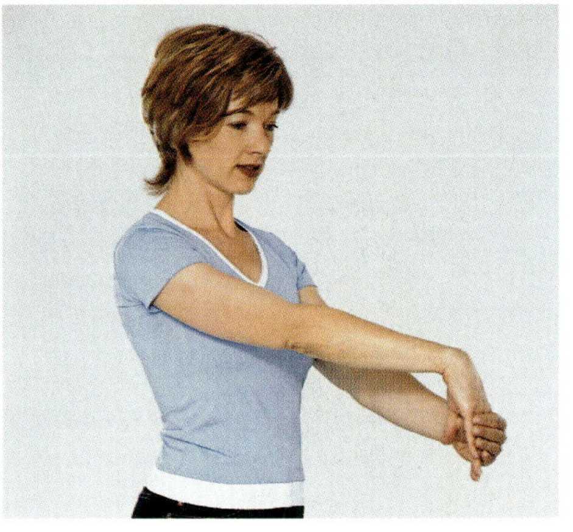

Übung 2

Bei Schmerzen an der Innenseite des Ellenbogens jetzt die Ausgangsstellung wie oben gezeigt einnehmen. Bei dieser Übung zeigt die Hand eine Streckung zum Handrücken. Die übrige Dehnung wird wie oben durchgeführt.

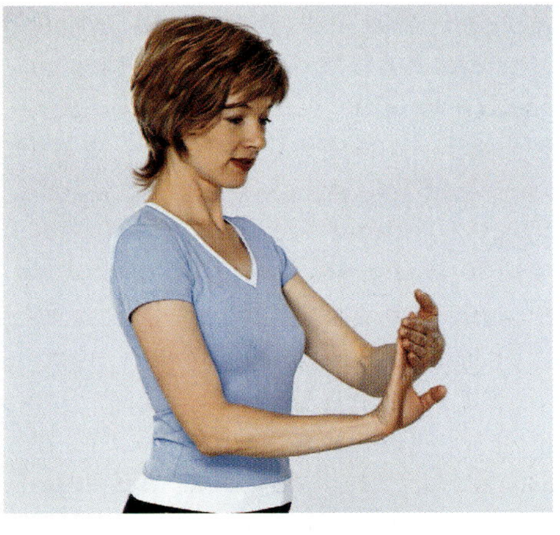

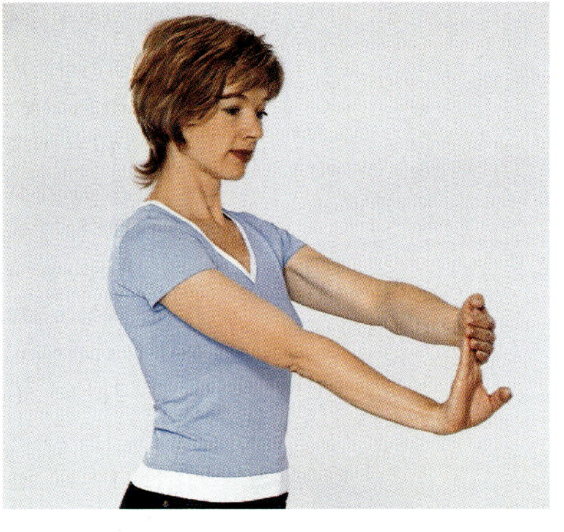

Das können Sie noch tun!

- Schmerzen können Sie mit einem Eisbeutel lindern. Legen Sie aber ein Stück Stoff zwischen Haut und Eisbeutel, denn das Eis darf nie direkt auf der Haut liegen. Mit dem Eisbeutel kühlen Sie 20–30 Minuten; dann sollten Sie ungefähr eine Stunde pausieren, bevor Sie wieder kühlen.
- Medikamente gegen Schmerzen und Entzündungen (z. B. Diclofenac, Ibuprofen) einnehmen.
- Infiltration (Spritze) an den Hauptschmerzpunkt mit entzündungshemmenden Substanzen (vom Arzt).
- Medikamente zur Entspannung der Muskulatur (Muskelrelaxanzien) einnehmen.
- Schonung durch Verringerung oder Einstellung der Belastung.

Das hilft langfristig

- Regelmäßige Dehnübungen machen.
- Ergonomische Gestaltung des Arbeitsplatzes.
- Benutzung einer so genannten Epicondylitisbandage bzw. -spange. Ein solches Hilfsmittel vermindert die Zugwirkung des Muskels am Ansatzpunkt und minimiert daher den Schmerz mehr oder weniger entscheidend. Bei erfolgloser konservativer Behandlung ist letztlich ein operatives Vorgehen möglich, wobei die Sehne kurz vor dem Ansatz an dem Knochen durch Einkerbung entlastet wird und dadurch die Zugwirkung verringert wird.
- Überanstrengung durch ungewohnte sportliche Aktivität vermeiden.
- Überanstrengungen bei beruflicher Tätigkeit vermeiden. Konsequent in den Arbeitspausen die Armmuskeln dehnen.
- Für Tennisspieler: Richtige Grifftechnik lernen.

ACHTUNG

Tritt nach zwei bis drei Tagen keine Besserung ein und hält der Schmerz an, sollten Sie ohne Aufschub zum Arzt gehen.

Die »Mauskrankheit«

Die Arbeit mit der Computermaus ist bewegungsarm und monoton. Das hat Folgen: Bei jedem vierten Bildschirmarbeiter treten Beschwerden in Händen, Armen und Nacken auf. Sehr häufig sind Schmerzen oder zumindest ein ziehendes Gefühl im Sehnenbereich bis in den Unterarm. Weitere Symptome: Taubheitsgefühl oder Kribbeln in Fingern, Händen oder Unterarmen, kalte und schmerzende Hände vor allem morgens, steife Gelenke. Die konstante Bedienung der »Maus« führt nicht selten zur so genannten »Mauskrankheit«. Durch die ständige gleichförmige Bewegung der Zeige- und Mittelfinger und Auflage des Handballens auf einer meist harten Unterlage kommt es zu einer muskulären Fehlbeanspruchung bestimmter Gruppen im Unterarmbereich, die ihrerseits eine Kompression von in der Nähe befindlichen Nerven herbeiführen. Dies wiederum führt zu einem eigenen Krankheitsbild, der so genannten Repetetive Strain Injury (RSI). In hartnäckigen Fällen führen solche Beschwerden zu Arbeitsunfähigkeit und zur völligen Gebrauchsunfähigkeit der entsprechenden Hand. Etwa fünf Millionen Menschen leiden in Deutschland an Repetitive Strain Injury (RSI). Die Mauskrankheit sollte so früh wie möglich behandelt werden, anderenfalls kommt es zu chronischen Beschwerden.

INFO

Mögliche Ursachen auf einen Blick

- Muskuläre Fehlbeanspruchung.
- Monotone Bedienung der »Maus«.

Praxistipp Soforthilfe

Schmerzt Ihr »Mausarm«, weil Sie zu lange Texte am Computer eingegeben haben, sind folgende Lockerungsübungen – sofern die Beschwerden sich im Anfangsstadium befinden – empfehlenswert:

Basis-Übungen

Übung 1

Stellen Sie sich vor Ihren Schreibtisch.
Legen Sie Ihre Handflächen flach auf, wobei die Fingerspitzen nach vorn zeigen. Drücken Sie nun die Arme durch und belasten Sie diese, indem Sie sich dabei leicht nach vorn beugen.

Diese Übung wirkt durch den Wechsel von Spannung und Entspannung. Bleiben Sie 10–20 Sekunden in der beschriebenen Haltung, um die Spannung auszuüben, treten Sie dann wieder zurück und entspannen Sie die Muskeln.
Wiederholen Sie diese Übung einige Male.

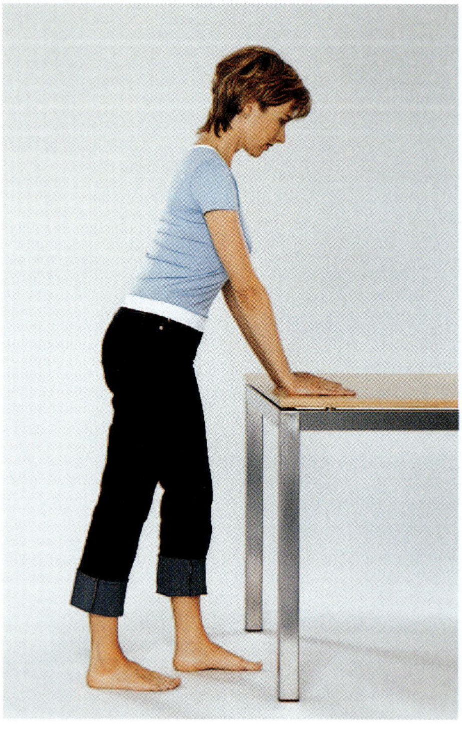

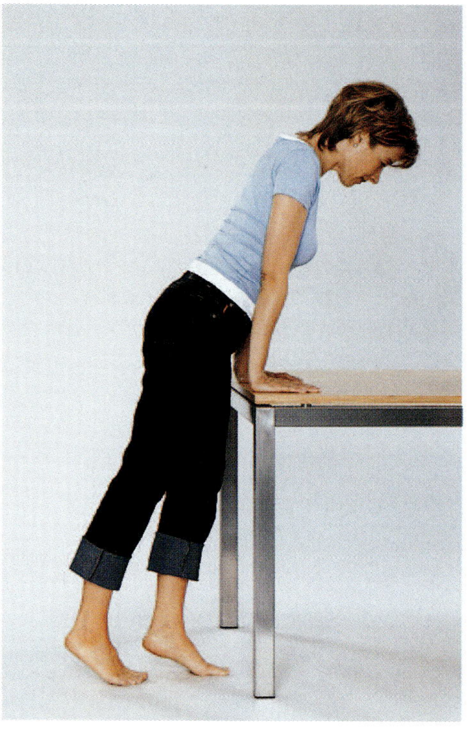

Übung 2

Diese Übung gelingt am besten im Stehen. Strecken Sie den rechten Arm nach vorn und drehen Sie die Handinnenfläche nach außen. Der Daumen zeigt nun nach unten.
Ziehen Sie mit der linken Hand die Finger der rechten in Richtung Brustkorb. Bleiben Sie behutsam! Sie spüren die Dehnung im ganzen Unterarm.
Dann wechseln und die linke Hand entsprechend dehnen.

Übung 3

Dehnt Arme und Finger:
Die Finger ineinander verschränken, die Handflächen nach außen drehen und dann die Arme nach vorn strecken. Dann langsam über den Kopf heben. Die Ellenbogen sind gestreckt.
Konzentrieren Sie sich auf die Dehnung in den Armen und halten Sie diese 20–30 Sekunden. 2–3-mal wiederholen. Zwischendurch entspannen.

Das können Sie noch tun!

- Ist die betroffene Muskulatur heiß, versuchsweise Kälteanwendungen, z. B. kalte Umschläge. Wird Wärme als angenehm empfunden, wärmende Packungen machen.
- Die Einnahme von entzündungshemmenden bzw. abschwellenden Medikamenten (etwa kurzfristig nichtsteroidale Antirheumatika).
- Lokale nächtliche Umschläge mit Heilerde oder Quark: Nehmen Sie fetthaltigen Quark. Tragen Sie ihn richtig dick auf und wickeln Sie alles mit einem Stück Plastikfolie und einer Binde für einige Stunden ein.
- Ruhigstellung der Finger sowie des Handgelenkes durch Bandage oder Schiene für wenige Tage.
- Behandlung mit muskelentspannenden Medikamenten.
- Vermeiden Sie das Einreiben von intensiv Wärme spendenden Salben, die z. B. Bienengift enthalten, weil viele Menschen darauf eher mit einer zusätzlichen Reizwirkung antworten statt mit einer Linderung.

ACHTUNG

Tritt nach zwei bis drei Tagen keine Besserung ein und hält der Schmerz an, sollten Sie ohne Aufschub zum Arzt gehen.

Das hilft langfristig

- Regelmäßig Dehn- und Lockerungsübungen der entsprechenden Muskeln machen, auch und gerade am Arbeitsplatz.
- Gute ergonomische Bedingungen sind das Wichtigste. Die Betätigung der Maus darf nicht in Ruderbewegungen ausarten. Besser ist ein kleiner Radius und eine geringe Belastung des Handgelenks. Halten Sie die Maus immer locker in der Hand, reduzieren Sie die Doppelklick-Geschwindigkeit, klappen Sie die »Tastatur-Füße« ein, halten Sie die Gelenke warm und verzichten Sie auf stundenlange Computerspiele.

Verspannungs- und Schmerzpunkt 6: Hände und Finger

Schmerzen im Arm oder in der Hand, ein steifes Gelenk, Kraftlosigkeit oder gar das Gefühl von Taubheit – das sind meist Hinweise auf eine Überbelastung am PC. Es kann mit Schmerzen in der Schulter beginnen, im Rücken oder im Kopf. Ein steifer Nacken ist oft die Folge, Probleme mit dem Handgelenk sind die Regel. So leicht die Computermaus das Surfen macht, so schwer macht sie es dem Arm und in der Folge den Händen. An den rund 20 Millionen Bildschirmarbeitsplätzen in Deutschland wird Schwerstarbeit verrichtet. Eine geübte Schreibkraft bringt es auf bis zu 80 000 Tastenanschläge pro Tag. In etwa 65 Prozent der Computerarbeitszeit wird jedoch ein anderes Eingabegerät benutzt: die Maus. Hierbei verrichtet häufig nur ein einziger Finger tausendmal am Tag den gleichen Klick. Oft so lange, bis Hand, Handgelenk oder Arm und Schultern schmerzen. Einfache Bewegungen, etwa das Heben einer vollen Kaffeetasse, können dann zur Tortur werden.

Sehnenscheidenentzündung, Kraftverlust, Überbein und Bewegungs- oder Ruheschmerzen: Das alles sind Symptome, die Fachleute unter dem Begriff RSI-Syndrom zusammenfassen. RSI steht für Repetitive Strain Injury und beschreibt Beschwerden, die durch sich ständig wiederholende Tätigkeiten entstehen (siehe S. 57).

Schmerzen in der Hand können aber auch andere Ursachen haben. Weit verbreitet ist die »Schreibkrankheit« Karpaltunnel-Syndrom. Das Syndrom ist durch einen von der Daumenseite der Hand bis zum Handgelenk ausstrahlenden Schmerz gekennzeichnet. Die ersten Symptome sind meist nächtliche

Schmerzen in den Händen und ein Kribbelgefühl wie eingeschlafene Finger. Hinter dem Syndrom steckt der komprimierte Mittelhandnerv (N. medianus). Der Karpaltunnel, durch den Gefäße und Mittelhandnerv hindurchziehen, wird durch ein quer verlaufendes Band im Handgelenkbereich begrenzt und sozusagen eingeschnürt. Normalerweise ist der Karpaltunnel anatomisch so ausgelegt, dass die hindurch ziehenden Strukturen genug Platz haben. Durch Stauungserscheinungen oder durch entzündliche Veränderungen der Sehnen kann es aber zu einem Engpass kommen, der den Mittelhandnerv so einengt, dass dieser mit den obigen Beschwerden reagiert.

INFO

Mögliche Ursachen auf einen Blick

- RSI-Syndrom (Maushand).
- Karpaltunnelsyndrom.
- Arthritis.
- Weichteilveränderungen im Bereich des Handgelenks und der Hand durch diverse rheumatologische Erkrankungen.

Natürlich kann auch eine Fülle von rheumatischen Erkrankungen Beschwerden im Bereich der Hand und des Handgelenks verursachen, die auch ohne Arbeit am Computer entstehen können. Hier sind rheumatologische Abklärungen durch einen Facharzt obligatorisch.

Praxistipp Soforthilfe

Schmerzen Ihre Hände, weil Sie z. B. zu lange Texte am Computer eingegeben haben, sind folgende Lockerungsübungen – sofern die Beschwerden sich im Anfangsstadium befinden – empfehlenswert:

Übung 1

Um Finger und Handgelenke zu dehnen, spreizen Sie Ihre Finger. Halten Sie die Dehnung etwa 10 Sekunden.

Lassen Sie locker und biegen Sie anschließend die Finger im untersten Fingergelenk ab und ziehen Sie diese ein. Machen Sie eine Kralle.

Übung 2

Dehnen der Fingermuskulatur, Handgelenke und Unterarme:
Sie stehen aufrecht und strecken beide Arme aus. Die Handinnenflächen zeigen nach unten. Beugen Sie nun die Handgelenke nach unten und machen Sie dabei eine Faust (10 Sekunden halten).

Die Hände jetzt in die Gegenrichtung nach oben dehnen, die Finger dabei gestreckt lassen. Die Fingerspitzen zeigen nach oben. Auch diese Dehnung 10 Sekunden halten. Mehrmals wiederholen.

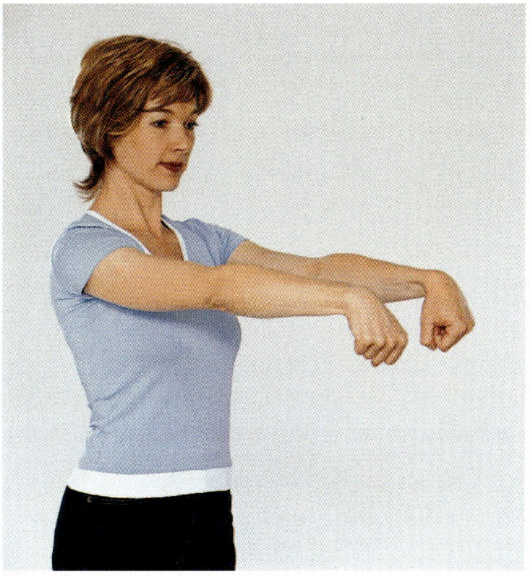

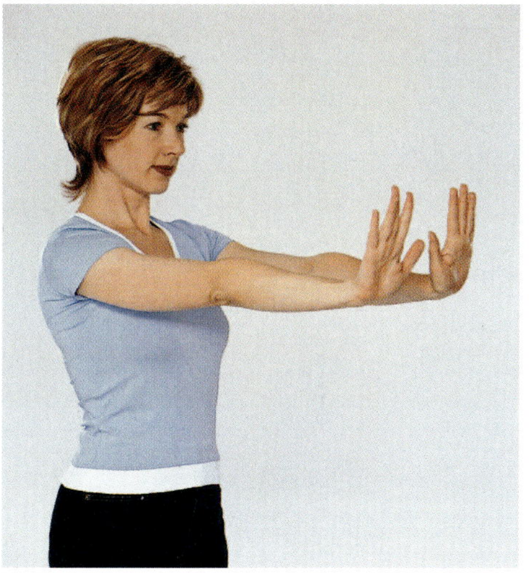

Übung 3

Legen Sie die Hände (Handfläche an Handfläche) vor dem Brustkorb aneinander. Die Fingerspitzen zeigen nach oben.
Die geschlossenen Handflächen nun langsam erst nach vorne, dann weiter nach unten bewegen, bis Sie eine leichte Dehnung verspüren. Die Ellenbogen gehen nicht mit nach unten. Dehnung etwa 10 Sekunden halten. Mehrmals wiederholen.

Übung 4

Auch die Finger können gelockert werden: Umfassen Sie mit der rechten Hand den Zeigefinger der linken.
Lassen Sie ihn 5-mal im Uhrzeigersinn kreisen, dann 5-mal in Gegenrichtung.
Arbeiten Sie auf diese Weise jeden Finger ab und wiederholen Sie anschließend die Übung mit der anderen Hand.

Übung 5

Halten Sie die Arme vor sich und legen Sie die Spitzen der gespreizten Finger gegeneinander.
Pressen Sie die Fingerspitzen 15 Sekunden gegeneinander und heben Sie dabei die Ellenbogen auf Brusthöhe. Wiederholen Sie die Übung 5-mal.

Übung 6

Lassen Sie Ihre Arme locker seitlich herabhängen und ballen Sie die Hände zu Fäusten.
Dann strecken Sie einen Finger nach dem anderen.
Danach schließen Sie die Hände wieder Finger für Finger zu Fäusten. 5-mal wiederholen.

Das können Sie noch tun!

- Vermeiden Sie nach Möglichkeit, beim Liegen die Arme unter den Kopf oder das Kopfkissen zu legen, weil dadurch die Blutzirkulation im Arm gedrosselt werden kann.
- Vermeiden Sie abendlichen Alkoholgenuss, weil häufig Stauungen in den Händen den Karpaltunnel zusätzlich einengen.
- Machen Sie vor dem Schlafengehen einige Wechselbäder mit den Händen, d. h. abwechselnd kalte und heiße Tauchübungen mit den Händen im Waschbecken, um die Blutzirkulation zu verbessern und den Stauungseffekt im Lymph- und Venenbereich der Hände zu minimieren.

Das hilft langfristig

- Regelmäßig Dehn- und Lockerungsübungen der entsprechenden Muskeln machen, auch und gerade am Arbeitsplatz.
- Gute ergonomische Bedingungen sind das Wichtigste. Die Betätigung der Maus darf nicht in Ruderbewegungen ausarten. Besser sind ein kleiner Radius und eine geringe Belastung des Handgelenks. Halten Sie die Maus immer locker in der Hand, reduzieren Sie die Doppelklick-Geschwindigkeit, klappen Sie die »Tastatur-Füße« ein, halten Sie die Gelenke warm und verzichten Sie auf Computerspiele. Es gibt Unterlagen, die den ganzen Unterarm so abstützen, dass der »Knick« im Handgelenk vermieden wird – zur Not tut es auch ein zusammengelegtes Handtuch. Halten Sie Arme und Hände während des Schreibens warm.
- Abends Wechselbäder für Hände und Unterarme machen.
- Bei bereits bestehenden Schmerzen Quarkwickel für die Handgelenkregion.
- Vermeidung von Schlafpositionen mit erhobenen Armen.

ACHTUNG

Tritt nach zwei bis drei Tagen keine Besserung ein und hält der Schmerz an, sollten Sie ohne Aufschub zum Arzt gehen.

Verspannungs- und Schmerzpunkt 7: Brustkorb

INFO

Mögliche Ursachen auf einen Blick

- Rücken- und Nackenbeschwerden.
- Schlechte Haltung (Schultern nach vorn).
- Bandscheibenvorfall in der Halswirbelsäule.
- Osteoporose, degenerative Veränderungen der Brustwirbelsäule.
- Psychische Anspannung und Stress.
- Schwache Rückenmuskulatur.

Im Alltag zwingen wir den Körper oft in ungesunde Arbeitspositionen. So kommt es unbemerkt zu Verspannungen der vorderen Oberkörpermuskeln. Die Brustmuskulatur (M. pectoralis major und minor) ist bei einseitigen körperlichen Aktivitäten schnell verkürzt und verspannt, da häufig mit einer Armhaltung vor dem Körper gearbeitet wird, wie z. B. bei der Bildschirmarbeit. Verspannungen und Verkürzungen der Brustmuskulatur bewirken einen verstärkten Zug der Schultergelenke nach vorn. Häufig besteht ein Zusammenhang mit Rücken- und Nackenbeschwerden.

Die Brustmuskulatur gehört funktionell eigentlich zu den Schultergürtelmuskeln, da sie beispielsweise für das kräftige Heranziehen des Armes an den Körper zuständig ist. Doch auch zur Unterstützung der Atmung sind die Brustmuskeln wichtig. Aufgrund ihrer ausgeprägten Neigung, sich zu verkürzen, sind der große und der kleine Brustmuskel teilweise für erhebliche muskuläre Ungleichgewichte, bis hin zu schweren Haltungsfehlern, verantwortlich. Bei Verspannungen werden die Schultern nach vorn gezogen. Bei gleichzeitig schwach ausgebildeter Rückenmuskulatur an der Brustwirbelsäule (phasische Muskulatur) kommt es zur Ausbildung eines Rundrückens. Erst lockere Brust- und Schultermuskeln und kräftige Rückenmuskeln ergeben eine gute Statik und die damit verbundene »gesunde« Haltung.

Auch Bandscheibenvorfälle in der Halswirbelsäule, Skoliosen und degenerative Veränderungen der Brustwirbelsäule, Osteoporose und Verspannungen der Wirbelsäulen- und Schultermuskulatur können mit Schmerzen einhergehen, die bis in die Brustmuskulatur ausstrahlen. Psychische Überlastungen und Stress können ebenfalls Auslöser von Verspannungen im Brustbereich sein.

Praxistipp Soforthilfe

Übung 1

Die Übung dehnt Arm- und Brustmuskel.
Mit der rechten Körperseite zu einem Türrahmen gewendet aufrecht stehen.
Der ausgestreckte rechte Arm wird in Schulterhöhe seitwärts angehoben, die Handkante dabei gegen den Türrahmen angelegt.
Drehen Sie den Körper (Arm bleibt fixiert) nun so weit nach links, bis die angespannten Muskeln an der Vorderseite des rechten Oberarmes sowie der Brust und Muskulatur spürbar werden. Muskeln anspannen, indem Sie den rechten Arm nach vorn gegen den Türrahmen drücken, Dehnung 5–10 Sekunden halten.
Entspannen, dann den Körper noch ein wenig mehr nach links drehen. Übung so oft wiederholen, bis eine weitere Dehnung nicht mehr möglich ist. Anschließend die andere Seite dehnen.

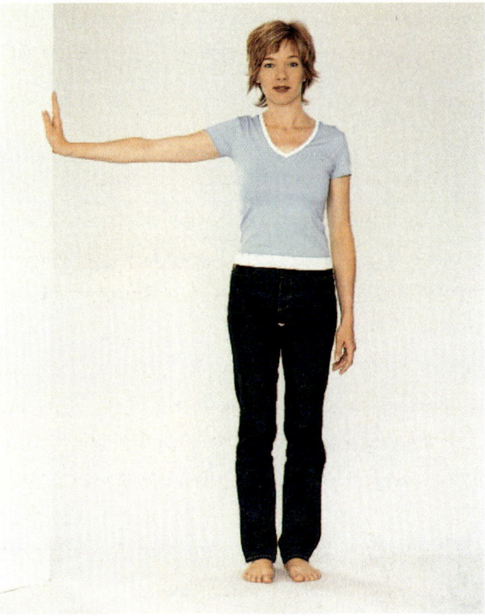

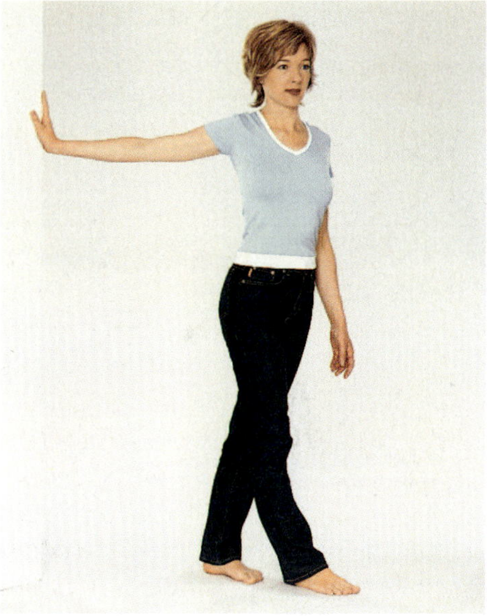

Übung 2

Diese Übung machen Sie am besten im Stehen.
Stützen Sie Ihre Hände in den Hüften ab, die Ellenbogen zeigen nach hinten.
Üben Sie nun mit den Händen einen leichten Druck nach vorn aus. Wölben Sie den Brustkorb leicht nach vorn, während Sie die Dehnung 10–15 Sekunden halten. Atmen Sie leicht ein und aus.

Übung 3

Dehnt Brust-, Schulter- und Armmuskulatur.
Aufrecht stehen, den Oberkörper leicht nach vorn beugen. Mit beiden Händen einen Gürtel o. ä. fassen. Arme nach oben richten, den Abstand der Hände so weit aneinander annähern, dass bei der Armerhebung ein leichtes Ziehen der verkürzten Muskeln spürbar wird. Die nach oben gerichteten Arme ziehen etwa 5–10 Sekunden am Gürtel, ohne den Abstand der Hände zu verändern.
Entspannen und danach die Arme hinter den Kopf und nach unten bewegen, dabei darf es nicht weh tun.
Übung so oft wiederholen, bis eine weitere Dehnung nicht mehr möglich ist.
Zum Schluss die Arme hinter den Rücken so weit wie möglich nach unten ziehen und einige Sekunden halten.

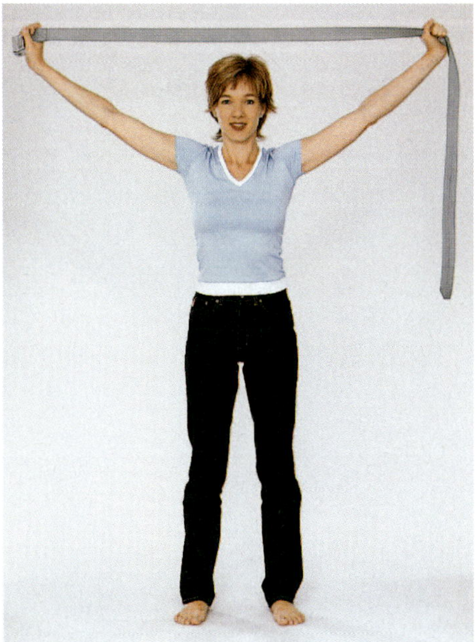

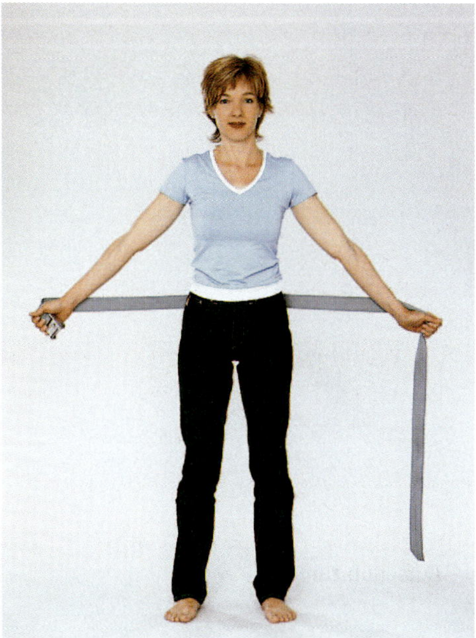

Übung 4

Diese Übung lässt sich gut im Büro machen. Sie sitzen locker und aufrecht auf dem Stuhl, die Arme hängen locker herab. Die Füße stehen schulterbreit nebeneinander.
Führen Sie nun die Arme langsam hinter die Stuhllehne und versuchen Sie, die Hände zu fassen. Drücken Sie die Schultern bewusst in Richtung Rückenlehne. 10–20 Sekunden halten, 2-mal wiederholen.

Das können Sie noch tun!

- Wärmebehandlung, z. B. Rotlichtbestrahlung oder ein warmes entspannendes Bad nehmen.
- Vermeiden von Übungen, welche die Brustmuskulatur ausschließlich verkürzen statt zu dehnen.
- Vermeiden Sie ungünstige Körperpositionen in kauernder Stellung (schlechte Sitzhaltung).
- Schwimmen, möglichst in verschiedenen Stilrichtungen (Brust, Kraul, Rücken).

Das hilft langfristig

- Regelmäßig Dehnübungen der entsprechenden Muskeln machen, auch und gerade am Arbeitsplatz.
- Rücken-, Schulter- und Armmuskulatur kräftigen.
- Regelmäßig Yoga, Feldenkrais, Tai Chi o. Ä. machen (siehe S. 115 ff.).
- Entspannungstraining machen, Stress abbauen.
- Regelmäßig schwimmen.
- Fehlhaltungen am Arbeitsplatz und in der Freizeit vermeiden.
- Fehlhaltungen mit Hilfe von Methoden wie Feldenkrais, Zilgrei oder Alexander-Technik (siehe S. 115 ff.) korrigieren.

ACHTUNG

Hält der Schmerz an oder verstärkt er sich, sollten Sie ohne Aufschub zum Arzt gehen.

Verspannungs- und Schmerzpunkt 8: Bauch

Die Bauchmuskeln füllen den Raum zwischen der unteren Brustkorböffnung und dem oberen Beckenrand und der Lendenwirbelsäule aus. Sie setzen sich aus fünf einzelnen Muskeln zusammen: dem geraden Bauchmuskel (M. rectus abdominis) – bei trainierten Menschen am typischen Waschbrettmuster zu erkennen –, dem äußeren schrägen Bauchmuskel (M. obliquus externus abdominis), dem inneren schrägen Bauchmuskel (M. obliquus internus abdominis), dem Quermuskel (M. transversus abdominis) und dem quadratischen Lendenmuskel (M. quadratus lumborum). Die Bauchmuskeln tragen wesentlich zur Stabilisierung der Wirbelsäule bei. Zusammen mit der Gesäß- und Rückenmuskulatur halten sie die Wirbelsäule aufrecht. Bei einer schwachen Bauchmuskulatur kippt das Becken nach vorn und es entsteht ein verstärktes Hohlkreuz. In Folge verkürzt sich die Rückenstreckmuskulatur und der Bauch wölbt sich nach vorn. Die Bauchmuskeln wirken teils unterstützend, teils als Gegenspieler zu den Rückenmuskeln. Die Rückenmuskeln ermöglichen den aufrechten Stand. Die Bauchmuskeln als Gegenspieler beugen den Körper nach vorn. Eine Zusammenarbeit findet bei Seitwärtsneigungen und Drehbewegungen des Körpers statt. Dann unterstützen die Bauchmuskeln die Arbeit der Rückenmuskeln. Dieses Zusammenspiel ist sehr wichtig. Die Körperhaltung ist immer ein Zusammenwirken von natürlicher Schwerkraft und der Spannung von Rücken- und Bauchmuskulatur. Eine besondere Unterstützung des Rückens bieten die Bauchmuskeln beim Heben schwerer Lasten. Durch tiefes Einatmen und Luftanhalten während des Hebevorganges erhöht sich durch Anspannung der Bauchmuskulatur. Der Druck in der Brust- und Bauchhöhle steigt. Dadurch sinkt der Druck, den die Bandscheiben beim Heben schwerer Lasten aushalten müssen. Dieser Mechanismus, der Bauchpresse genannt wird, wird auch beim Stuhlgang und bei den Presswehen während der Geburt genutzt.

Ist die Bauchmuskulatur nur schwach ausgeprägt, können Fehlhaltungen und Überbelastungen, z. B. beim Tragen und Heben, zu Anspannungen und Verkürzungen der Muskeln führen, die auf Dauer zu Unwohlsein und möglicherweise auch zu Schmerzen führen. In unserer westlichen Gesellschaft sind leider viele Menschen übergewichtig, die meisten haben erhebliche Fettansammlungen im Bereich der Bauchdecken. Das Einschnüren durch enge Korsetts oder andere Maßnahmen führt zwar kurzfristig optisch zu einer besseren Figur, verlagert aber den Darminhalt in Richtung Brustkorb, was zu ernsthaften Störungen der Verdauung, letztlich sogar zu Schmerzproblemen führen kann. Männer wie Frauen neigen im Erwachsenenalter gerne dazu, eine gewisse Spannung der Bauchmuskulatur zu vernachlässigen, wodurch es zunehmend zu einem Hängebauch kommt, der später auch mit Willensanstrengung nicht wieder in Spannung zu bringen ist.

INFO

Mögliche Ursachen auf einen Blick

- Psychische Anspannung und Stress.
- Fehlhaltungen.
- Fehlbelastungen.
- »Stammadipositas« (vermehrte Fettsucht der Bauchdecken und der Darmgekröse).
- Mangelhafte Aktivierung der Bauchdeckenspannung durch nachlässige Körperhaltung.

Eine Reihe von Erkrankungen der Bauchorgane, Schädigungen der Wirbelsäule oder etwa ein Leistenbruch kann ebenfalls die Ursache von Bauchschmerzen sein.

Praxistipp Soforthilfe

Ist Ihre Bauchmuskulatur aufgrund einer ständigen Fehlhaltung verkürzt oder abgeschwächt, sind folgende Kräftigungs- und Dehnübungen empfehlenswert:

Basis-Übungen

Übung 1

Auf den Rücken legen, mit gebeugten Knien die Füße hüftbreit auseinander auf einen Stuhl legen. Die Hände hinter dem Kopf verschränken.
Versuchen Sie nun, Ihre Knie mit dem Ellenbogen zu berühren. Haben Sie das geschafft, bringen Sie den Oberkörper nur bis zur Hälfte zum Boden zurück. 10-mal wiederholen.
Diese Übung dehnt und kräftigt die geraden Bauchmuskeln. Sie können diese Übung auch ohne Stuhl machen: Dann die Knie im 60-Grad-Winkel beugen und die Füße in schulterbreitem Abstand flach auf den Boden stellen.

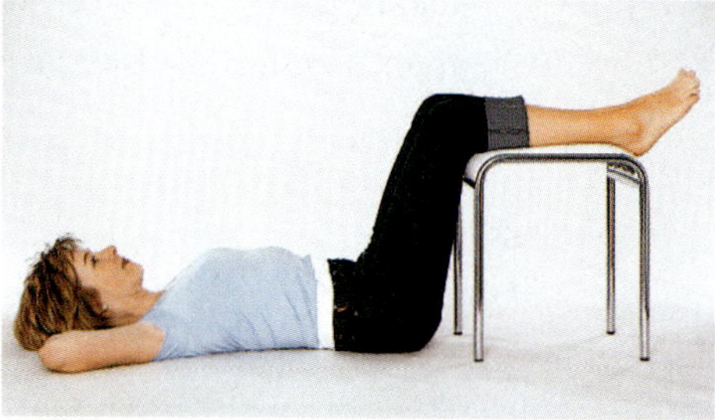

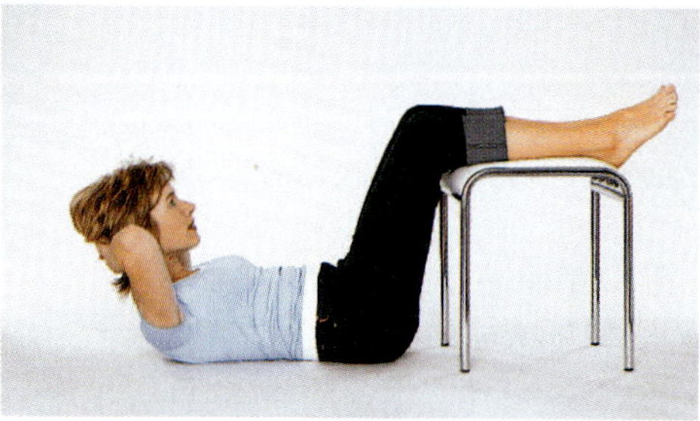

Übung 2

Ausgangslage wie oben. Den rechten Fuß zum linken Knie bringen. Nun den Oberkörper nach oben ziehen und versuchen, das rechte Knie mit dem linken Ellenbogen zu berühren.
10-mal wiederholen, dabei den Oberkörper immer nur bis zur Hälfte bis zum Boden zurückbringen. Danach die Seiten wechseln und das linke Knie mit dem rechten Ellenbogen berühren. 10-mal wiederholen, dabei den Oberkörper immer nur bis zur Hälfte bis zum Boden zurückbringen.
Diese Übung kräftigt die Schrägmuskeln. Sie können diese Übung auch ohne Stuhl machen: Dann die Knie im 60-Grad-Winkel beugen und die Füße in schulterbreitem Abstand flach auf den Boden stellen.

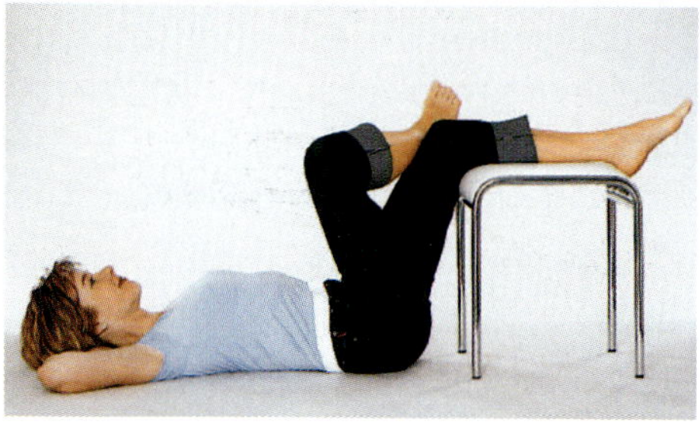

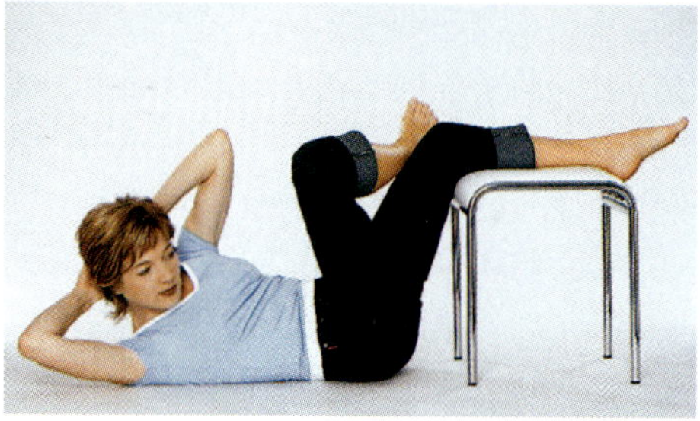

Das können Sie noch tun!

- Ein entspannendes warmes Bad nehmen.
- Regelmäßig die Bauchmuskulatur aktivieren, d.h. anspannen.
- So häufig wie möglich schwimmen.
- Bei Übergewicht gezielte Gewichtsabnahme, am besten in Form von regelmäßiger körperlicher Aktivierung.

ACHTUNG

Hält der Schmerz an oder verstärkt er sich, sollten Sie ohne Aufschub zum Arzt gehen. Es könnten ernsthafte Erkrankungen die Ursache sein.

Das hilft langfristig

- Regelmäßig die Bauchmuskeln dehnen.
- Bauchmuskulatur kräftigen.
- Regelmäßig Yoga, Feldenkrais, Tai Chi o. Ä. machen (siehe S. 115 ff.).
- Entspannungstraining machen, Stress abbauen.
- Regelmäßig schwimmen, falls möglich auch Joggen oder Nordic Walking machen.
- Konsequente Gewichtsabnahme bei Fettleibigkeit.

Verspannungs- und Schmerzpunkt 9: Rücken

In heutiger Zeit leiden sehr viele Menschen unter Rückenschmerzen, da Wirbelsäule und Rückenmuskulatur entweder zu wenig (sitzende Schreibtischtätigkeit, Freizeit vor dem Fernseher) oder falsch (einseitige Bewegungen und Belastungen, falsches Tragen und Heben) bewegt werden. Dadurch kommt es zu verschiedenen Symptomen, wie z.B. Nacken- und Schulterschmerzen, Nackensteife, Kreuzschmerzen, Schwierigkeiten beim Bücken, Hexenschuss und Ischiasbeschwerden.

Angeborene oder in der Wachstumsphase erworbene Wirbelsäulenverkrümmungen (Skoliosen) geben zu gleichen Beschwerden Anlass. Ein weiterer Grund für Rückenschmerzen ist der Bandscheibenvorfall, der meist in der Lendenwirbelsäule auftritt. Dabei reißt der äußere Faserring der Bandscheibe (z.B. durch falsches Heben schwerer Gegenstände oder durch altersbedingte degenerative Gewebsschäden) und der Gallertkern quillt vor. Dabei drückt er häufig auf Nervenwurzeln aus dem Rückenmark. Dies verursacht heftige Schmerzen, die zum Teil in Gesäß und Bein ausstrahlen. Hexenschuss und Ischiasbeschwerden können Anzeichen eines Bandscheibenvorfalls sein. Neueren Schätzungen zufolge müssen ca. 80% aller Rückenschmerzen als unspezifisch klassifiziert werden. Bei diesen Patienten lässt sich das Phänomen Rückenschmerz nicht durch eine schmerzauslösende Struktur im Bereich der Muskeln, Bänder, Knochen, Bandscheiben oder Nerven eindeutig diagnostizieren.

Meist jedoch ist eine falsche Körperhaltung oder Fehlbelastung Ursache der Volkskrankheit Nr. 1. Durch ständige Fehlhaltungen kann es zu Verformungen oder Verkrümmungen kommen. Alles, was von der natürlichen Körperhaltung abweicht, belastet die Wirbelsäule. Diese besteht aus 24 Wirbeln, die durch kleine Gelenke untereinander beweglich sind. Man unterscheidet Hals-, Brust- und Lendenwirbelsäule sowie Kreuz- und Steißbein. Zwischen den Wirbelkörpern liegen die Bandscheiben. Sie haben eine Pufferfunktion und schützen die Wirbelkörper vor Abrieb und Verschleiß. Auch Stöße werden durch sie abgefedert. Zusätzlich stützen etliche Muskeln, Sehnen und Bänder die Wirbelsäule. Neben den Rückenmuskeln sind auch die Bauchmuskeln entscheidend daran beteiligt, die Wirbelsäule zu unterstützen. Die Bauchmuskulatur wirkt zusammen mit der Rückenmuskulatur wie ein Korsett. Insbesondere die gerade und die schräge Bauchmuskulatur richten gemeinsam mit den Gesäßmuskeln das Becken auf und verhindern Haltungsfehler. Gut trainierte Bauchmuskeln tragen somit entscheidend dazu bei, Rückenbeschwerden zu vermeiden.

Einseitige Fehlbelastung der Wirbelsäule, die oft berufsbedingt, oder durch zu langes Sitzen oder Stehen sowie ständig falsch ausgeführtes Heben, Bücken oder Tragen zustande kommen, sind häufig die Ursachen für Rückenschmerz. Neben ungeeignetem Schuhwerk, z. B. das Tragen von zu hohen Absätzen oder zu wenig Bewegung, können eine falsche Matratze im Bett, der Schlafplatz und oder Übergewicht mitverantwortlich sein. Alle diese und andere Faktoren können zu einer Muskelverspannung führen, die je nach Lokalisation sehr schmerzhaft und hartnäckig sein kann. Es entsteht ein

INFO

Tiefe und oberflächliche Rückenmuskeln

Als tiefe Rückenmuskeln bezeichnet man die Muskeln, die direkt zur Wirbelsäule gehören. Darüber liegt noch eine weitere Schicht Muskeln, die oberflächlichen Rückenmuskeln. Die Muskeln liegen in mehreren Schichten übereinander. Erst die kurzen und darüber die langen. Sie bilden so ein kräftiges, die Wirbelsäule stabilisierendes Muskelgeflecht. Außerdem ermöglichen sie verschiedene Bewegungen. Die längs verlaufenden Muskeln können den Körper rück- oder seitwärts neigen, die schräg verlaufenden Muskeln können ihn zusätzlich drehen. Die oberflächlich gelegenen Rückenmuskeln lassen sich in drei Gruppen einteilen. Die Rumpf-Arm-Muskeln (Kapuzen- oder Trapezmuskel und der breite Rückenmuskel), die Rumpfgürtelmuskeln (der große und kleine Rautenmuskel und der Schulterblatthebemuskel) und die Wirbelsäulen-Rippen-Muskeln (vordere obere Sägemuskel und der hintere untere Sägemuskel).

INFO

Mögliche Ursachen auf einen Blick

- Fehlhaltungen und falsche Bewegungsabläufe.
- Einseitige, immer wiederkehrende Belastungen.
- Heben und Tragen von zu schweren Lasten in ungünstiger Trageposition.
- Psychische Belastungen, Ängste und Sorgen.
- Übergewicht.
- Bewegungsmangel und geringe körperliche Aktivität.
- Schwache Rücken- und Bauchmuskulatur.
- Verformungen der Wirbelsäule.
- Degenerative Erkrankungen.
- Bandscheibenvorfall.

Teufelskreis: Man nimmt eine dem Schmerz entgegenwirkende Schonhaltung ein, die in sich wiederum zu Verspannungen und damit zu erneuten Schmerzen führt. Außerdem werden in der Schonhaltung die Bandscheiben übermäßig und meist einseitig beansprucht. Auch bei Hektik und Stress, beruflichen Belastungen und psychischen Problemen können Fehlhaltungen auftreten, die eine Verspannung der Muskulatur herbeiführen können.

Verspannungen der Rückenmuskulatur lösen Rückenschmerzen aus. Abhängig davon, welche Region betroffen ist, kommt es zu Nacken-, Schulter-, Rücken- oder Kreuzschmerzen. Wichtig ist, sofort auf Verspannungen und beginnende Schmerzen zu reagieren.

Praxistipp Soforthilfe

Schmerzt Ihr Rücken, weil Sie z. B. zu lange am Schreibtisch gesessen haben, sind folgende Lockerungs- und Dehnübungen – sofern die Beschwerden sich im Anfangsstadium befinden – empfehlenswert:

Übung 1

Auf einem Kissen knien und Unterarme ausgestreckt auf einen Hocker legen. Ein Hohlkreuz vermeiden.

Schultern langsam zu Boden sinken lassen, bis eine deutliche Dehnung spürbar wird. Hände und Unterarme auf den Hocker bodenwärts pressen, 5–10 Sekunden halten. Entspannen und dabei die Schulter weiter bodenwärts sinken lassen. Übung so oft wiederholen, bis eine weitere Dehnung nicht mehr möglich ist. Die Übung dehnt breiten Rücken- und großen Rundmuskel.

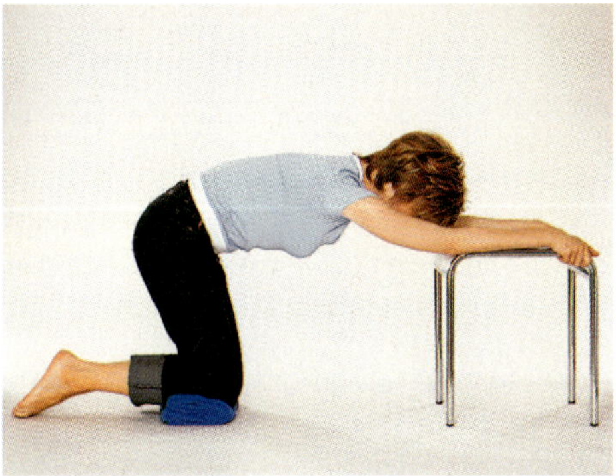

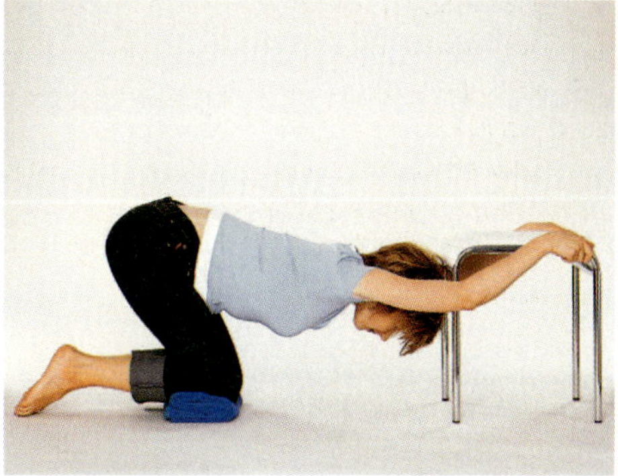

Übung 2

Bauchlage auf einem Tisch oder einer Bank, das Becken liegt einige Zentimeter außerhalb der Tischkante. Handtuch darunter legen. Kniegelenke rechtwinklig beugen, die Zehen evtl. abstützen. Gesäß (Lende) bodenwärts bewegen, bis eine Dehnung der Lendenmuskeln spürbar wird. Ggfs. Füße anheben, um die Dehnung zu verstärken. Muskeln anspannen, als wollte man ein Hohlkreuz machen. Gesäß weiter absacken lassen, dabei anspannen. Übung so oft wiederholen, bis eine weitere Absenkung des Beckens nicht mehr möglich ist. Die Übung dehnt den Rückwärtsbeuger der Lende.

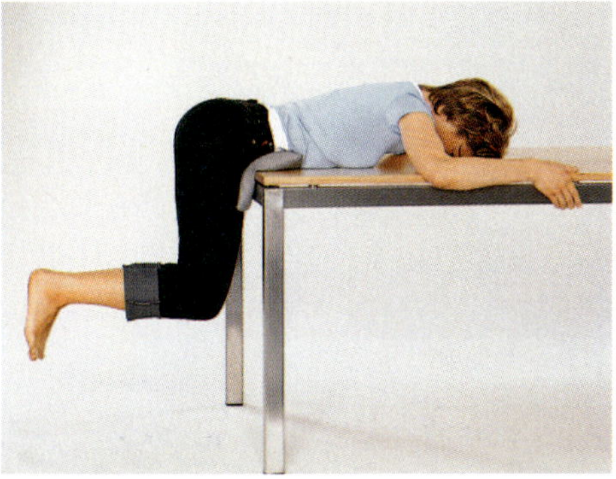

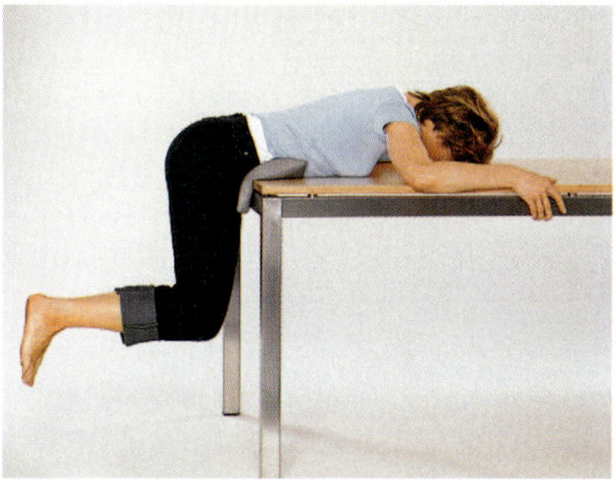

Übung 3
Dehnen Sie Rücken und seitliche Rumpfmuskulatur, indem Sie sich aufrecht hinstellen und die Hände auf die Hüften stützen.
Drehen Sie nun den Oberkörper in der Taille nach rechts und sehen Sie über Ihre Schultern, bis Sie die Dehnung fühlen. Etwa 10 Sekunden in dieser Position verharren.
Drehen Sie sich nun zur linken Seite und halten Sie diese Dehnung ebenfalls 10 Sekunden. Die Knie sind bei dieser Übung leicht gebeugt. 2–3-mal wiederholen.

Übung 4
Die obere Rückenpartie dehnen, indem Sie Ihre Hände etwa in Brusthöhe z. B. auf einen Schrank legen.
Die Hände liegen schulterbreit auseinander. Etwas in die Knie gehen, Hüfte und Füße bilden eine Linie. Nun den Kopf senken, bis er sich genau zwischen Ihren Armen befindet. Die Dehnung 15 Sekunden halten. 2–3-mal wiederholen.

Übung 5
Dehnungsübung für die Seitwärtsbeuger der Lendenwirbelsäule:
Sie sitzen leicht gebeugt auf einem Hocker, dabei legen Sie ein Kissen oder gefaltetes Handtuch unter das rechte Gesäß.
Jetzt Oberkörper gebeugt nach vorn und nach rechts rotieren. In der Endposition mit rechter Hand am vorderen rechten Stuhlbein festhalten. Ausatmen und Dehnung im Lendenbereich spüren.
Danach nach links schauen und bei unverändert festgehaltener rechter Hand Rumpf minimal nach links drehen, kurz den Spannungsaufbau halten, danach wieder in die frühere Rotation nach rechts wechseln, dabei nach rechts unten schauen und ausatmen.

Übung 6

Dehnung für die Aufwärtsbeuger, Dreher und Seitwärtsbeuger der Lendenwirbelsäule:
Auf der linken Seite liegen, ein Kissen unter die Taille schieben. Das linke Bein ausstrecken und etwas nach hinten platzieren. Das rechte Hüftgelenk beugen, rechtes Knie gestreckt lassen und rechtes Bein nach vorn ausgestreckt ablegen. Linken Arm ausgestreckt seitwärts ablegen. Mit rechter Hand kleines Gewicht (z. B. Flasche) nach oben zur Decke zeigen lassen. Danach nach rechts schauen, ausatmen und rechten gestreckten Arm als Rotationshilfe verwenden. Dehnung 10–20 Sekunden beibehalten, danach Seitenwechsel.

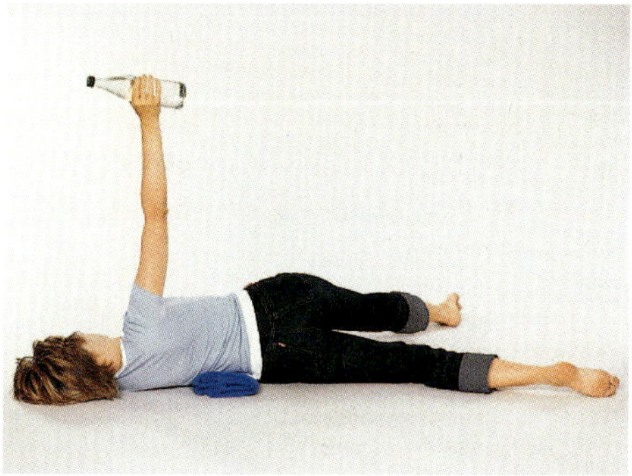

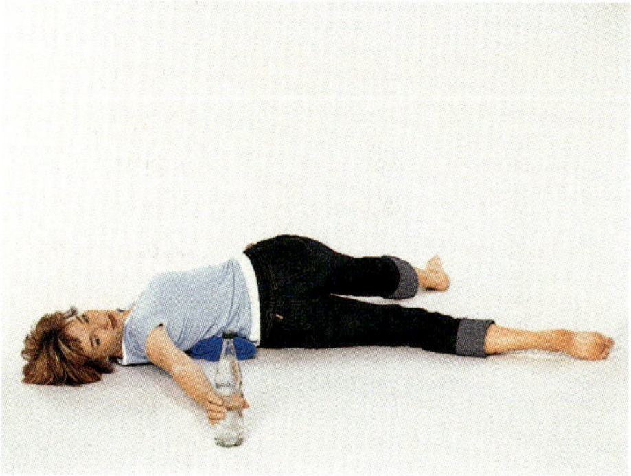

Das können Sie noch tun!

- Leicht entspannende Massagen.
- Wärmeanwendungen (Rotlicht).
- Bei Schmerzen Einnahme eines leichten Schmerzmittels (z. B. Acetylsalicylsäure, Ibuprofen), um weiterer Verspannung als Schmerzfolge vorzubeugen.
- Ein entspannendes Bad nehmen.
- Die Wirbelsäule entlasten.
- In die Sauna gehen.
- Aktivierung der Rückenmuskulatur durch leichte sportliche Tätigkeiten wie Joggen, Schwimmen oder Nordic Walking.

Das hilft langfristig

- Regelmäßig Dehn- und Lockerungsübungen der entsprechenden Muskeln machen, auch und gerade am Arbeitsplatz.
- Den Rücken durch regelmäßige Bewegung stärken, z.B. Rad fahren oder schwimmen. Beides trainiert die Muskulatur, ohne den Rücken zu belasten.
- Übergewicht abbauen, um Knochen und Gelenke zu schonen.
- Bei leichten Verspannungen sofort die Körperhaltung wechseln, Dehnübungen machen, möglichst einige Minuten gehen.
- Regelmäßig Entspannungstraining machen, um Stress abzubauen.
- Den Arbeitsplatz ergonomisch gestalten, um den Rücken nicht einseitig zu belasten.
- Beim Bücken in die Knie gehen.
- Beim Heben darauf achten, dass nicht der Rücken, sondern die Oberschenkel die Hauptarbeit leisten.
- Auch beim Schlafen den Rücken nicht vergessen (auf komfortable nachgiebige Matratzen und Nackenstützkissen achten).
- Massagebehandlungen.
- Krankengymnastik und Rückenschule.
- Tai Chi oder Qi Gong praktizieren (siehe S. 121).
- Feldenkrais, Alexander-Technik oder Zilgrei lernen (siehe S. 115 ff.).
- Elektroanwendungen (siehe S. 107).
- Wärmeanwendungen (siehe S. 102 f.).

ACHTUNG

Tritt nach zwei bis drei Tagen keine Besserung ein und hält der Schmerz an, sollten Sie ohne Aufschub zum Arzt gehen. Sofort einen Arzt aufsuchen sollten Sie, wenn es zu Muskelschwäche, Lähmung, Gefühllosigkeit oder tauben Stellen an der Haut oder zu anderen Ausfallerscheinungen (z.B. Stuhl- oder Harnproblemen) kommt. Auch wenn Sie starke Bewegungseinschränkungen haben, z.B. den Kopf nicht mehr drehen können oder sich nicht mehr bücken können.

Verspannungs- und Schmerzpunkt 10: Becken

Der menschliche Beckenboden entspricht einem symmetrisch angelegten Netz, bestehend aus drei Muskelschichten. Die innere Schicht, das Zentrum der Muskelkraft, verbindet das Steißbein mit den Oberschenkelknochen. Die mittlere Schicht gleicht einem Trampolin und verbindet Schambein mit Oberschenkelgelenken. Die äußere Schicht schließlich schlingt sich netzartig um die Schließmuskeln. Alle drei Schichten sind am Damm und mit der Bauch-, Rücken- und Hüftmuskulatur verbunden.

Ein kräftiger Beckenboden bewirkt unter anderem:
- eine aufgerichtete gute Haltung
- beugt vielen Zivilisationsbeschwerden wie z.B. Rückenschmerzen, Erschlaffung und Senkung von Organen, Darmträgheit und Blasenschwäche vor und
- verbessert das sexuelle Empfinden.

Ein schwacher Beckenboden kann zur Folge haben:
- Senkung von Organen im Unterleib
- Chronische Blasenentzündung
- Inkontinenz
- Erschlaffung der Bauch-, Gesäß- und Oberschenkelmuskulatur
- Venenprobleme und Lymphstau
- Verdauungsstörungen und Hämorrhoiden
- chronische Fehlhaltung, Rücken- und Kreuzschmerzen, Verspannungen.

Im Gegensatz zum Nacken-Schulterbereich, bei dem Verspannungen und Verhärtungen der Muskulatur sich durch stechende Schmerzen bemerkbar machen, auf die man aktiv mit Dehnübungen oder anderen Maßnahmen, etwa Wärmebehandlungen oder leichten Massagen reagieren kann, stehen die meisten Menschen verspannten Beckenmuskeln eher hilflos gegenüber. Und doch können diese unsichtbaren Muskeln verspannen. Genauso wie es Frauen gibt, deren Beckenmuskulatur schwach und schlaff ist, gibt es Frauen, die das entgegengesetzte Problem haben: Ihre Muskulatur ist sehr angespannt. Oft spielen psychische Ursachen wie Ängste eine Rolle. Auch physiologische Ursachen können zu Verspannungen führen. So kann z. B. auf eine Infektion oder auf Schmerzen im Unterleib mit Anspannung reagiert werden. Aber auch langfristige Fehlhaltungen, etwa beim Sitzen, können die Beckenmuskulatur in einen Zustand der Anspannung versetzen. Wer ständig mit übereinander geschlagenen Beinen sitzt, verringert den Blutzufluss. Unsere Zeit ist von Haltungsproblemen und Bewegungsarmut geprägt; unpassendes Schuhwerk und vor allem die Tabuisierung unseres Beckenbereichs beeinträchtigen unseren Beckenboden und verursachen Beschwerden.

Jede Erkrankung im kleinen Becken, angefangen von Blasenentzündungen, gynäkologischen Erkrankungen, Prostataentzündung, Harnleitersteinen oder auch Erkrankungen des Enddarms können reflektorisch zu Verspannungen der Beckenbodenmuskeln führen. Nicht zu vergessen sind speziell bei Frauen Sexualprobleme, insbesondere Schmerzen beim Koitus, die Verspannung der Beckenbodenmuskeln herbeiführen. Die Nähe und die Verflechtung zu den Rückenmuskeln führt über die Muskelschlingen selbst, aber auch über Nervenverflechtungen zu Beeinträchtigungen der Rückenmuskeln, die ebenfalls in eine Verkürzung geraten und zu Schmerzen Anlass geben.

INFO

Mögliche Ursachen auf einen Blick

- Fehlhaltungen.
- Psychische Belastungen.
- Verspannung als Schmerzreaktion.
- Erkrankungen oder Funktionsstörungen der Organe im kleinen Becken.
- Verkrampfung des Scheidenmuskels (Vaginismus).

Praxistipp Soforthilfe

Am sinnvollsten sind Entspannungsübungen:

Übung 1

Legen Sie sich so bequem wie möglich auf den Boden, unter die Knie legen Sie ein dickes Kissen. Die Knie fallen locker nach außen.

Konzentrieren Sie sich auf Ihren Beckenboden, versuchen Sie locker zu lassen. Um den Kontrast zur Entspannung richtig wahrnehmen zu können, ist es manchmal sinnvoll, die Muskulatur erst einmal anzuspannen und dann wieder loszulassen.

Spannen Sie Ihre Beckenmuskeln also bewusst an und entspannen Sie dann ... Geben Sie sich ganz dem Gefühl der Entspannung hin.

Üben Sie bewusst das Nacheinander von Entspannung und Muskelanspannung im Beckenboden, in dem Sie jeweils etwa 3 Sekunden anspannen, entspannen und wieder anspannen.

Das können Sie noch tun!

- Ein entspannendes Bad nehmen.
- Den Bauch mit einem Öl einmassieren.
- In die Sauna gehen.
- Ggf. einen Physiotherapeuten um zusätzliche Übungsbeispiele bitten. Bei sehr schmerzhaften und therapieresistenten Fällen unbedingt einen Gynäkologen aufsuchen, bei Männern den Rat eines Urologen suchen (operative Maßnahmen bei schweren Senkungen des Beckenbodens sind heute kein Problem und können unter Umständen einen langen Leidensweg beenden).

Das hilft langfristig

- Regelmäßig Entspannungstraining, z. B. progressive Muskelentspannung, Autogenes Training oder Yoga machen.
- Ängste abbauen.
- Fehlhaltungen korrigieren, z. B. durch Feldenkrais, Zilgrei oder Alexander-Technik.
- Muskulatur kräftigen.

Verspannungs- und Schmerzpunkt 11: Gesäß und Hüfte

Autofahren, Arbeit im Sitzen in oft schlechter Körperhaltung, im Alltag Stress, Hetze, Leistungsdruck, Überforderung und familiäre Sorgen, in der Freizeit Fernsehkonsum und Internet-Surfen statt körperlicher Bewegung: Die moderne Lebensweise ist Gift für den Rücken. Fast alle Erwachsenen machen deshalb früher oder später Bekanntschaft mit Kreuzschmerzen. Der Schmerz taucht im untersten Rückenbereich auf, von den letzten Rippen bis zum Unterrand der Gesäßbacken. Bei 75 % der Betroffenen ist keine eindeutige Ursache feststellbar – der Arzt spricht von »unspezifischen Kreuzschmerzen«. Solche Rückenschmerzen können als ein Signal von Überforderung aufgefasst werden. Nicht nur körperliche Arbeiten (z. B. Heben schwerer Lasten), sondern auch belastende psychische Einflüsse (z. B. Stress, Sorgen) und schwierige soziale Umstände (z. B. Verlust des Arbeitsplatzes) tragen zur Überforderung bei. Die Schmerzen, die von einer verspannten Rückenmuskulatur her rühren, können bis in Gesäß und Hüfte ausstrahlen. Schließlich sind – hält der Zustand der Anspannung längere Zeit an – Gesäß- und Hüftmuskulatur ebenfalls von Verkürzungen und Verhärtungen betroffen.

Plötzliche stechende Schmerzen im Gesäß- und unteren Rückenbereich können auch auf einen Hexenschuss hindeuten. Grund ist in der Regel eine ruckartige Bewegung, bei der die Nerven, die aus dem Spinalkanal austreten, gequetscht werden. Von einem Ischias oder auch von Ischialgie spricht man, wenn wie beim Hexenschuss aufgrund von Bandscheibenschäden oder sonstigen Erkrankungen der Ischiasnerv gereizt wird. Dadurch kann der Schmerz über das Gesäß in Bein und Zehen ausstrahlen und manchmal auch Lähmungen auslösen. Der Bandscheibenvorfall ist eine klassische Ursache für starke, länger anhaltende Rückenschmerzen, die schlimmstenfalls in die Arme und Beine ausstrahlen und zu Lähmungserscheinungen führen. Auch degenerative Erkrankungen des Hüftgelenks oder Fibromyalgie können die Ursache für Schmerzen im Hüftbereich sein. Fibromyalgie (Faser-Muskel-Schmerz) ist eine chronische, nicht-entzündliche Erkrankung, die sich durch weit verbreitete Schmerzen in der Muskulatur und den Sehnenansätzen und erhöhte Empfindlichkeit an den »Tender-Points« (Schmerzdruckpunkte) charakterisiert. Der Begriff Tender-Points bezieht sich auf erhöhte Schmerzempfindlichkeit in präzise lokalisierten Arealen, die sich im Nacken, Rücken, Schultern und Hüften finden.

INFO

Mögliche Ursachen auf einen Blick

- Verspannung der Rückenmuskulatur.
- Fehlhaltungen.
- Psychische Belastungen.
- Bandscheibenvorfall und Ischiasreizung.
- Degenerative Erkrankungen des Hüftgelenks.
- Fibromyalgie.

Praxistipp Soforthilfe

Wenn Sie leichte Verspannungen in Gesäß- und Hüftmuskulatur verspüren, weil Sie z. B. zu lange in falscher Sitzposition am Schreibtisch verbracht haben, sind folgende Dehn- und Lockerungsübungen empfehlenswert:

Übung 1

Dehnt die Gesäßmuskeln:
Etwa 1 m von der Wand entfernt stehen und das Körpergewicht auf das rechte Bein verlagern. Dabei mit leicht gekreuzten Beinen stehen, linkes Bein vorn, rechtes Bein hinten. Die rechte Hand stützt sich mit ausgestrecktem Arm an der Wand ab, die linke Hand ruht auf der linken Hüfte.
Die linke Hüfte sinkt etwas herab, wobei das Becken und der Rumpf sich zur rechten Wandseite hin bewegen. Die Füße bleiben am Boden.
Dehnung halten und entsprechende Muskeln anspannen, indem die Beine auseinander gepresst werden, oder ihre Position am Boden zu ändern. 5–10 Sekunden halten.
Entspannen, die linke Hüfte tiefer herabsinken lassen und den Rumpf noch weiter nach rechts zur Wand bewegen.
Übung so oft wiederholen, bis eine weitere Dehnung nicht mehr möglich ist. Dehnung mit der anderen Seite wiederholen.

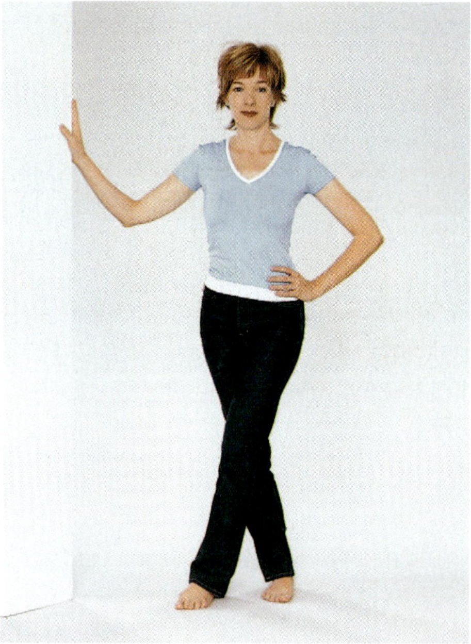

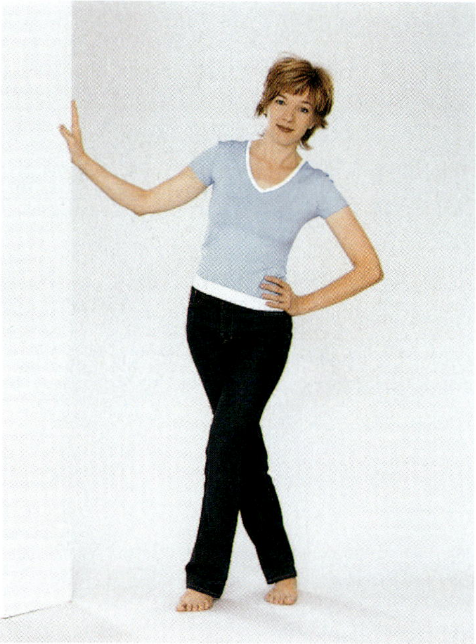

Übung 2

Dehnt hinteren Gesäßmuskel und Hüfte:
Auf den Rücken legen, das rechte Bein in Hüft- und Kniegelenk etwa 60 Grad beugen, die rechte Fußsohle liegt auf dem Boden.
Das rechte Becken wird mit der rechten Hand festgehalten. Der linke Arm liegt auf dem Boden. Die Außenseite der linken Ferse legt sich über Kreuz an die Außenseite des rechten Kniegelenkes.
Der linke Fuß zieht das Kniegelenk nach links, ohne dass der rechte Fußsohlenkontakt sich ändert. Dabei spürt man ein Dehnen an der Rück- und Außenseite der rechten Hüfte und dem Gesäß. Nun den Druck der linken Ferse gegen das rechte Knie erhöhen und 5–10 Sekunden halten.
Entspannen, den rechten Oberschenkel noch ein wenig weiter nach links absenken lassen. Übung so oft wiederholen, bis eine weitere Dehnung nicht mehr möglich ist. Anschließend die andere Seite dehnen.

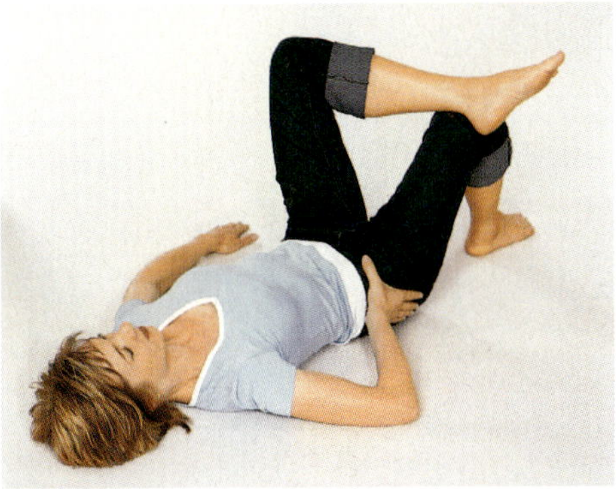

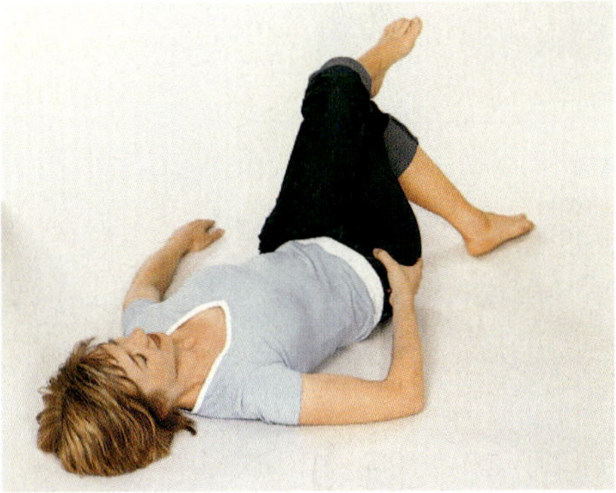

Übung 3

Dehnung der rückseitigen Oberschenkelmuskeln:
Mit dem linken Knie auf einem Kissen knien, die linke Hand dabei auf einen Hocker abstützen. Rechtes Bein in leicht gebeugter Kniestellung nach vorn aufsetzen.

Jetzt in angedeuteter Spagatstellung rechtes Bein ausgestreckt nach vorn schieben, linke Hand stützt sich am Hocker, rechte Hand am Fußboden ab. Dehnung der rechten Oberschenkelrückseite 10–20 Sekunden beibehalten. Danach gleiche Übung für die Gegenseite.

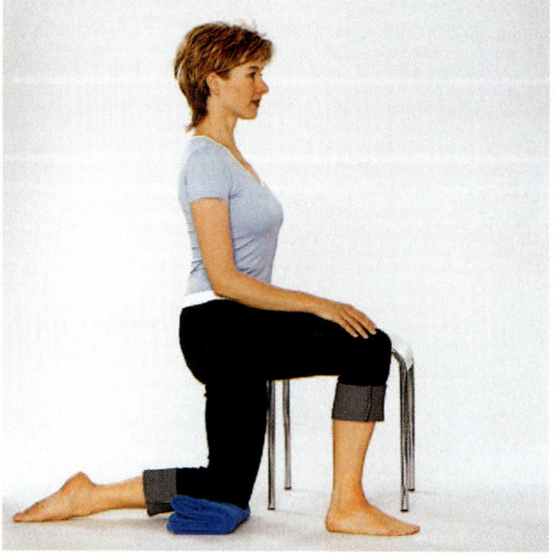

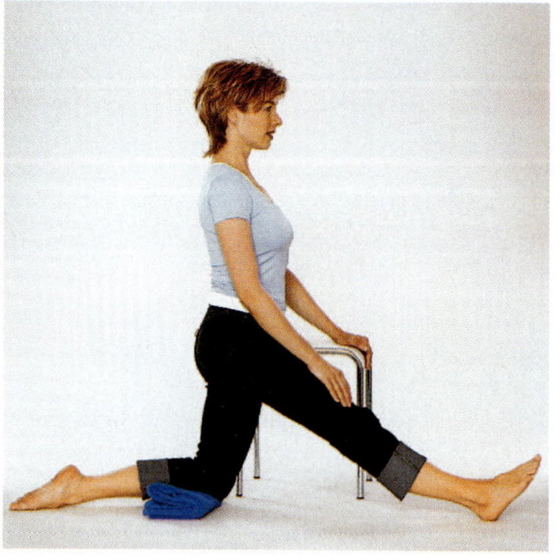

INFO

Birnenmuskel

Nicht selten gibt es Ausstrahlungsschmerzen, die vom Becken in das Bein ausstrahlen und dem Bandscheibenvorfall absolut ähneln. Der Ischiasnerv wird tatsächlich auch gequetscht, allerdings nicht durch eine Bandscheibe im Bereich der Wirbelsäule, sondern durch einen im Beckenbereich verlaufenden Muskel, der den Ischiasnerv sozusagen in die Zange nimmt. Dieser kleine und unscheinbare Muskel (M. piriformis, Birnenmuskel) liegt anatomisch in direkter Nachbarschaft zum vorbeiziehenden Ischiasnerv. In etwa 4–6 % aller Fälle durchzieht der Ischiasnerv sogar den Piriformismuskel. Wenn nun durch Besonderheiten dieser Muskel in eine Verkürzung gerät, komprimiert er den Nerv so stark, dass es zu einer deutlichen Ischiassymptomatik mit allen typischen Erscheinungen wie Lähmung, Schmerzen und Gefühllosigkeit kommen kann. Eine differenzierte ärztliche Untersuchung kann dies jedoch leicht klären, eine entsprechende krankengymnastische Behandlung mit Dehnung des Piriformismuskels kann in aller Regel rasch Abhilfe schaffen, ohne dass eine operative Behandlung im Hintergrund steht.

Das können Sie noch tun!

- Ein entspannendes Bad nehmen.
- Entspannungstraining machen.
- Schwimmen, Nordic Walking, Tanzen.
- Ggf. gezielte Übungen im Fitnessstudio unter Anleitung.

Das hilft langfristig

- Regelmäßig Entspannungstraining, z. B. progressive Muskelentspannung (siehe S. 119) machen.
- Ängste abbauen.
- Fehlhaltungen korrigieren, z. B. mit Hilfe von Feldenkrais, Zilgrei oder Alexander-Technik (siehe S. 115 ff.).
- Muskulatur kräftigen.
- Regelmäßige Dehn- und Lockerungsübungen.

ACHTUNG

Haben Sie ernsthafte Beschwerden, sollten Sie sofort einen Arzt aufsuchen. Zumindest, wenn die Beschwerden länger als zwei Tage andauern.

Verspannungs- und Schmerzpunkt 12: Beine und Füße

Stundenlanges Sitzen im Büro führt häufig zu Verspannungen und zu Verkürzungen der Beinmuskulatur. Diese Beeinträchtigung, vor allem im Bereich der Oberschenkelrückseite, wirkt sich negativ auf die Beckenstellung aus – was sich wiederum durch Schmerzen und Überlastungen an der unteren Wirbelsäule bemerkbar machen kann. Wer sich im Alltag zu wenig bewegt oder den ganzen Tag auf harten Böden unterwegs ist (und das vielleicht noch mit falschen Schuhen), muss damit rechnen, dass sich die Beinmuskulatur verkürzt und in der Folge irgendwann Schmerzen auftreten.

Gleiches gilt für die Füße, die auf hohen Hacken laufen müssen oder in viel zu enge Schuhe gepresst werden. Auch Plateausohlen bringen in vielen Fällen eine erhebliche Belastung für die Unterschenkelmuskulatur mit sich. Kurzfristig kann man alle möglichen Absatzformen bedenkenlos benutzen, bei längerem Tragen wird aber die Unterschenkel- und Fußmuskulatur häufig erheblich strapaziert. Je ausladender der Absatz nach hinten ist, desto größer ist die aufzubringende Kraft der Unterschenkelmuskeln beim Aufsetzen und beim Abrollvorgang. Schließlich ist die konsequente Benutzung von hochhackigen Schuhen dann ein Problem, wenn sich die Wadenmuskulatur auf den Fersenhochstand eingestellt hat und nun plötzlich beim Barfußgehen auf ebener Erde wieder so gedehnt wird, wie dies normalerweise der Fall ist. Die vorher eingenommene ständige Verkürzung des Wadenmuskels und seiner dazugehörigen Achillessehne führt dann zu erheblichen Schmerzen im Achillessehnenbereich, wo ein zwischen Sehnenansatz und Knochen liegender Schleimbeutel diesen vermehrten Druck nun auffangen muss und sich dabei entzündet.

Auch das Knie kann durch Muskelverspannungen schmerzen, z. B. nach einer stärkeren Belastung. Nach einer längeren Bergwanderung, insbesondere nach Bergabgehen, kommt es zu erheblichen Schmerzen unter der Kniescheibe, sobald das Knie unter der Körperlast gebeugt wird. Gleiches kommt bei ungewohnt langem Treppensteigen, insbesondere beim Treppabgehen, zustande. Ursache für dieses schmerzhafte Phänomen ist ein erhöhter Anpressdruck der Kniescheibe auf das Kniescheibenbett (Oberschenkelrolle). Die Kniescheibe erfüllt ja biomechanisch eine Umlenkfunktion der Oberschenkelmuskulatur am gebeugten Knie. Der Muskel, der das Kniegelenk streckt und mit dem beim Treppabgehen das gebeugte Knie abgefedert wird, ist der vierköpfige Oberschenkelmuskel (M. quadrizeps). Der Anpressdruck der Kniescheibe auf die Oberschenkelrolle verursacht unter normalen (physiologischen) Bedingungen keine Schmerzreaktion. Übersteigt allerdings der Druck eine gewisse Toleranzbreite, so kommt es zu heftigen Schmerzen im Kniebereich.

Nicht zu vergessen: Bei vielen Personen – jung und alt – kommt es durch ungewohnt langes Gehen zu heftigen Schmerzen in der Muskulatur an der äußeren Schienbeinkante. Dieser Schienbeinmuskel (M. tibialis anterior) zieht entlang der Außenseite des vorderen Schienbeins, überquert am oberen Sprunggelenk vorderseitig die Richtung von außen nach innen und dient als Heber des inneren Fußgewölbes. Lange und ungewohnte Märsche, ebenso aber auch die Tendenz des Absinkens des Fußgewölbes (Senkfuß), führen zu einer übermäßigen Dehnung dieses Muskels, der eigentlich eine stabilisierende Haltefunktion besitzt. Das Überdehnen wird mit heftigen Schmerzen beantwortet, wodurch sich ein solcher »Senkfußschmerz« bemerkbar macht. Diese Schmerzen können so unangenehm werden, dass jeder Schritt schließlich zur echten Qual wird und insbesondere das Barfußgehen starke Beschwerden verursacht.

Schmerzen in den Beinen können ihre Ursache auch in ernsthafteren Erkrankungen haben, etwa Muskelentzündungen,

Knochenentzündungen, Gefäßverengungen, venösen Erkrankungen oder Lymphgefäßerkrankungen. Ein bekanntes Beispiel ist die so genannte Schaufensterkrankheit. Der Begriff der Schaufensterkrankheit ist mittlerweile auch unter Laien zum Synonym für Gefäßverengungen der Beine geworden. Ursache für diese Bezeichnung ist eine durch Arteriosklerose hervorgerufene Verengung der Beinarterien. Die Blut- und damit die Sauerstoffversorgung für die Beinmuskulatur ist in Ruhe gerade noch gewährleistet und ausreichend, bei Beanspruchung der Muskulatur, also beim Gehen, reicht aber die Sauerstoffzufuhr durch die Verengung der Gefäße nicht mehr aus. Die Muskulatur antwortet auf den Sauerstoffmangel mit zunehmenden Schmerzen.

INFO

Mögliche Ursachen auf einen Blick

- Bewegungsmangel und langes Sitzen.
- Ständiges Tragen von falschen Schuhen.
- Überlastung der untrainierten Bein- und Fußmuskulatur.
- Orthopädische Veränderungen, z. B. des Fußgewölbes.
- Muskelentzündungen.
- Knochenentzündungen.
- Gefäßverengungen.
- Venöse Erkrankungen.
- Lymphgefäßerkrankungen.
- Spinalkanalstenose (Wirbelkanalverengung).

Eine andere, dieser Form ähnliche Schmerzentwicklung hat sich in den letzten Jahren immer häufiger bei älteren Menschen gezeigt, nämlich das Bild der spinalen Enge. Durch Einengung des Wirbelkanals und der knöchernen Austrittslöcher für die Nervenwurzeln kommt es zu einer Engpasssituation für diese Nerven. Auch hier sind, ähnlich wie beim Bandscheibenvorfall, die beiden untersten Nervenwurzeln der Lendenwirbelsäule besonders häufig betroffen. Die Betroffenen bemerken beim Gehen und beim aufrechten Stehen einen zunehmenden ischiasähnlichen Schmerz in den Beinen, der häufig beidseits besteht und je nach Belastungsdauer zunimmt. Ähnlich wie bei der Schaufensterkrankheit ist die Gehstrecke limitiert.

Beide Phänomene, das klassische Bild der Schaufensterkrankheit und das Bild der Spinalkanalstenose, wie der fachliche Begriff heißt, sollten durch eine ärztliche Untersuchung abgeklärt werden.

Praxistipp Soforthilfe

Wenn Sie leichte Verspannungen und Schmerzen in Beinen und Füßen verspüren, z.B. nach einem langen Arbeitstag oder nach einer ungewohnten körperlichen Anstrengung, sind folgende Dehn- und Lockerungsübungen empfehlenswert:

Übung 1

Dehnung des vorderen Schienbeinmuskels und der langen Zehenstrecker:
Mit dem rechten Bein auf dem Boden knien (evtl. Kissen darunter legen), wobei gebeugter Unterschenkel und Fußrücken auf dem Kissen liegen. Die Ferse zeigt nach oben zum Gesäß. Das linke Bein stützt sich in gebeugter Stellung seitlich auf dem Boden ab. Die gekreuzten Arme ruhen auf dem linken Knie.
Jetzt Absinken des Gesäßes auf das rechte Fußgelenk, wobei es zu einer sanften Dehnung der verkürzten Muskeln im Schienbeinbereich und des Fußrückens kommt. 10–20 Sekunden dehnen, danach Gegenseite.

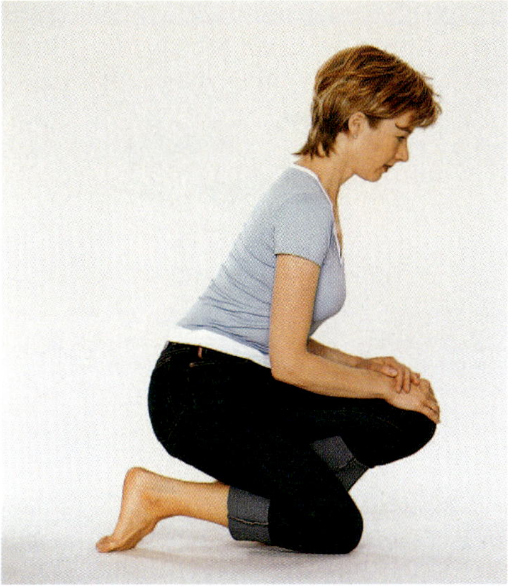

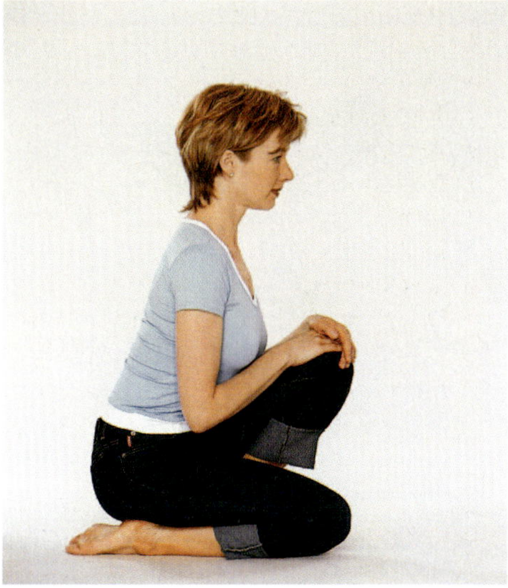

Übung 2

Dehnung der langen und kurzen Zehenstrecker:

Auf einem Stuhl sitzen. Mit der rechten Hand den rechten Unterschenkel bei gebeugtem Knie umfassen und die rechte Ferse an die vordere Kante des Stuhles legen. Mit der linken Hand alle Zehen greifen, wobei die Handfläche zur Fußsohle zeigt.

Jetzt mit der linken Hand die Zehen soweit wie möglich sanft zur Fußsohle hin abbiegen und die verspürte Dehnung 10–20 Sekunden beibehalten. Wiederholung der Übung danach auf der Gegenseite.

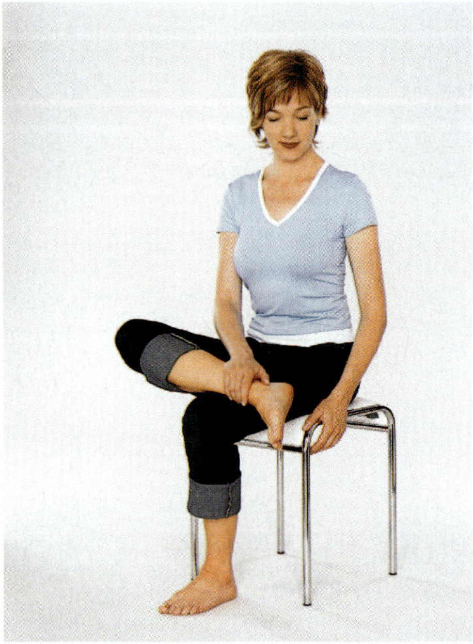

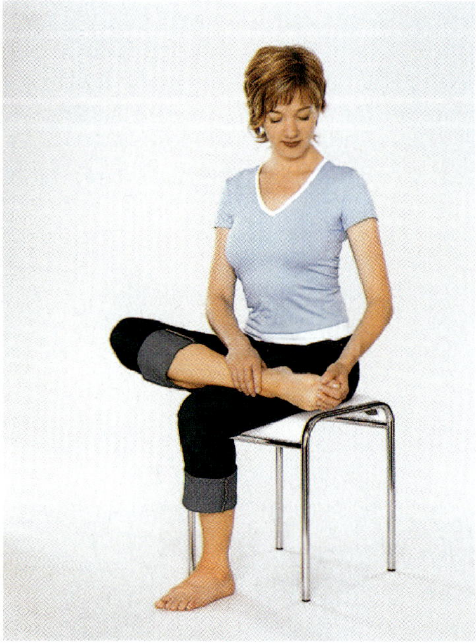

Übung 3

Dehnung der Oberschenkelmuskulatur: Halten Sie sich mit der linken Hand irgendwo fest, um nicht das Gleichgewicht zu verlieren, z. B. an einer Wand. Sie stehen aufrecht und umfassen mit Ihrer rechten Hand den rechten Fuß.

Ziehen Sie nun Ihre Ferse zum Gesäß hin hoch, bis Sie eine Dehnung spüren. Die Bauchmuskulatur ist angespannt. Halten Sie diese Stellung 10–20 Sekunden, wiederholen Sie die Übung mit dem anderen Bein. Dabei Hohlkreuz vermeiden!

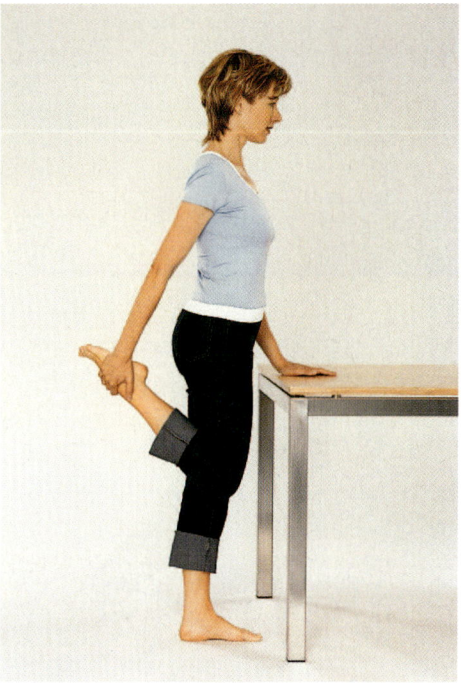

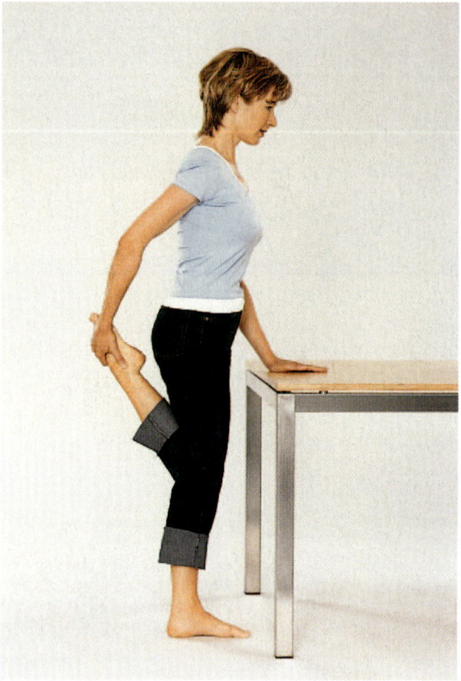

Übung 4

Dehnung der Oberschenkelinnenseite:
Rechten Fuß auf einen Hocker stellen. Die linke Hüfte so weit wie möglich strecken, wobei der linke Fuß nach hinten aufgesetzt wird. Rücken und linkes Bein gestreckt halten.
Den Körper durch weitere Beugung der rechten Hüfte nach vorn und unten bewegen, bis man eine Dehnung der Muskeln an der rechten Innen- und Rückseite des Oberschenkels spürt. 5–10 Sekunden halten.
Entspannen und den linken Fuß noch ein wenig weiter nach hinten bewegen. Übung so oft wiederholen, bis eine weitere Dehnung nicht mehr möglich ist. Die letzte Position 15–60 Sekunden halten. Andere Seite dehnen.

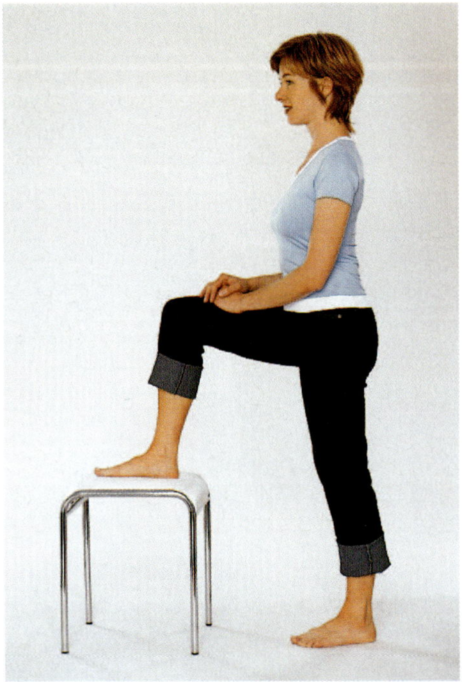

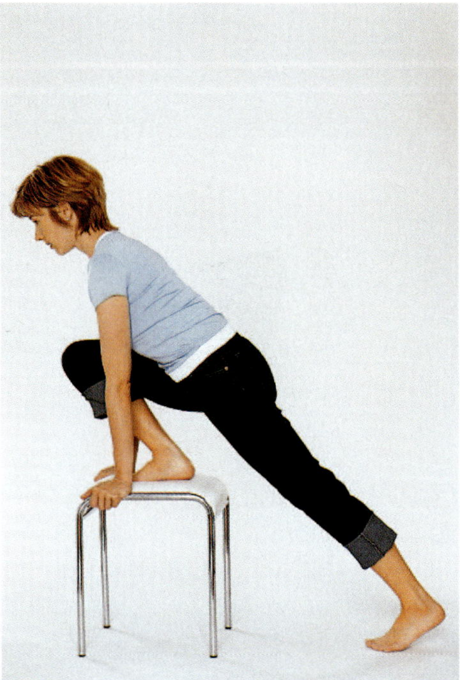

Übung 5

Dehnung der Wadenmuskulatur:
Sie stehen aufrecht. Machen Sie nun mit Ihrem linken Bein einen Schritt nach vorn. Das linke Knie ist leicht gebeugt, das rechte Knie bleibt gestreckt, die rechte Ferse bleibt flach auf dem Boden.

Bewegen Sie das Becken nach vorn, bis Sie eine Dehnung in der Wade spüren. 10–20 Sekunden halten, dann das andere Bein dehnen. Sie können sich während dieser Übung mit den Händen auf eine Tischplatte stützen.

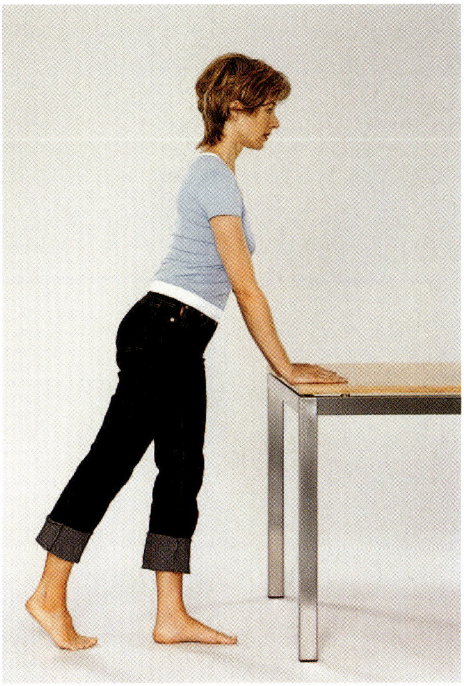

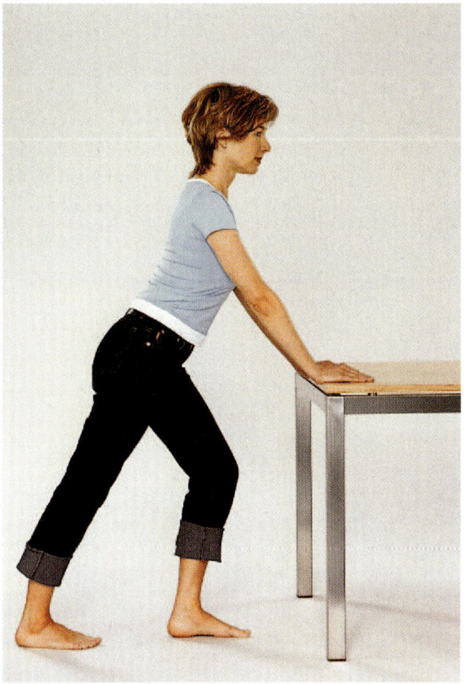

Das können Sie noch tun!

- Beinmuskulatur mit einer Fußstütze entlasten.
- Bei vorwiegend sitzenden Tätigkeiten zwischendurch kleine Gehpausen einlegen.
- Eisbehandlung für das Kniegelenk (Auflage von Eisbeuteln oder gekühlten Gelkissen auf die Kniescheibe) und Kühlung beim Achillessehnenschmerz.
- Medikamentöse Unterstützung durch Muskel entspannende Medikamente (Myotonolytika).
- Einreiben mit Sportsalbe bei Senkfußschmerz.
- Kurzfristig Blockabsätze tragen beim Achillessehnenschmerz.
- Benutzen von verordneten Fußeinlagen durch den Orthopäden.
- Nach Möglichkeit häufig in der Wohnung oder im Sommer barfuß gehen.

ACHTUNG

Haben Sie ernsthafte Beschwerden, sollten Sie sofort einen Arzt aufsuchen. Zumindest, wenn die Beschwerden länger als zwei Tage andauern.

Das hilft langfristig

- Regelmäßige Dehn- und Lockerungsübungen.
- Bewegung und Sport, z. B. Nordic Walking, Joggen, Fahrrad fahren.
- Kräftigung der Bein- und Fußmuskulatur.
- Regelmäßig Entspannungstraining, z. B. progressive Muskelentspannung oder Autogenes Training (siehe S. 119 f.).
- Fehlhaltungen korrigieren.
- Das Tragen von gesunden Schuhen.
- Reizstrombehandlung beim schmerzenden Kniegelenk.
- Schuheinlagen bei orthopädischen Veränderungen.

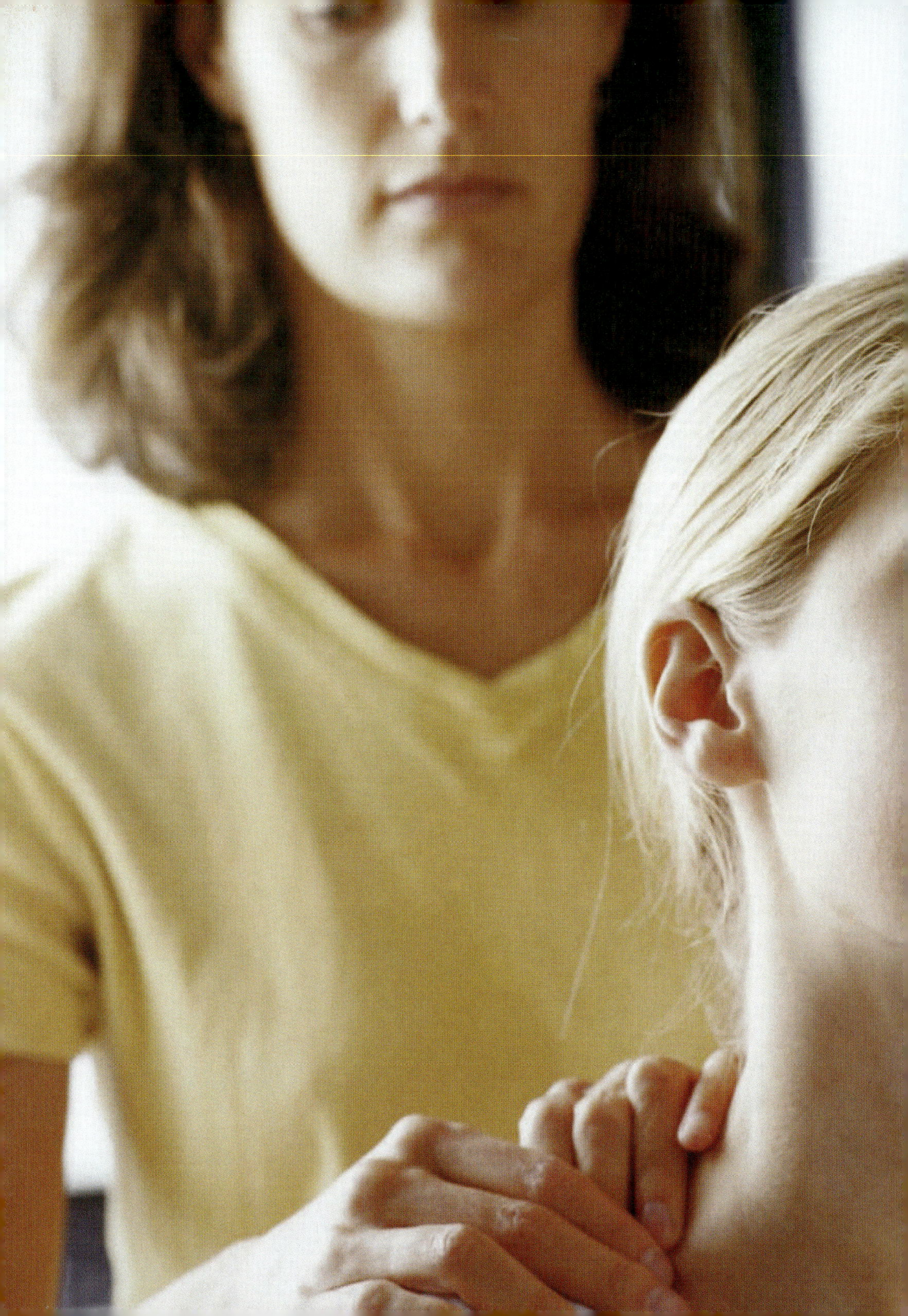

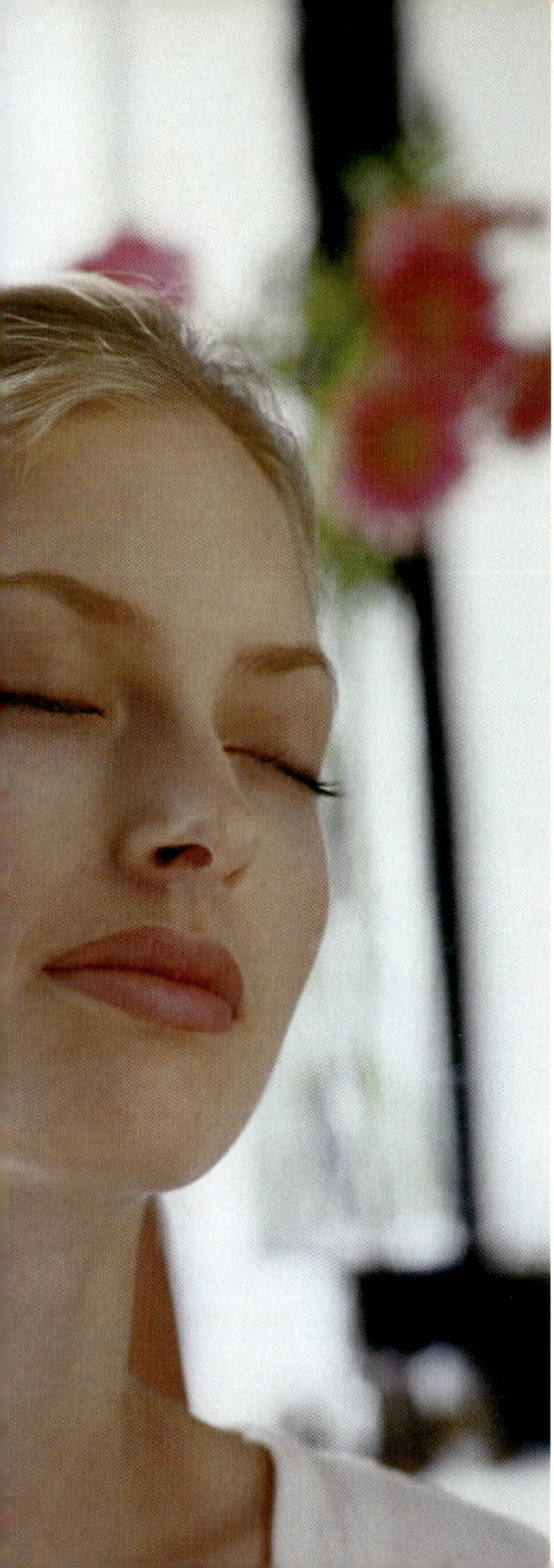

3

Therapie: Zusätzliche Behandlungsformen

Bei der Beschreibung der zwölf häufigsten Verspannungs- und Schmerzpunkte haben Sie bereits erfahren, welche zusätzlichen Therapieformen bei akuten Muskelverspannungen hilfreich sein können. Wie diese Behandlungsformen im Einzelnen wirken, lesen Sie auf den folgenden Seiten.

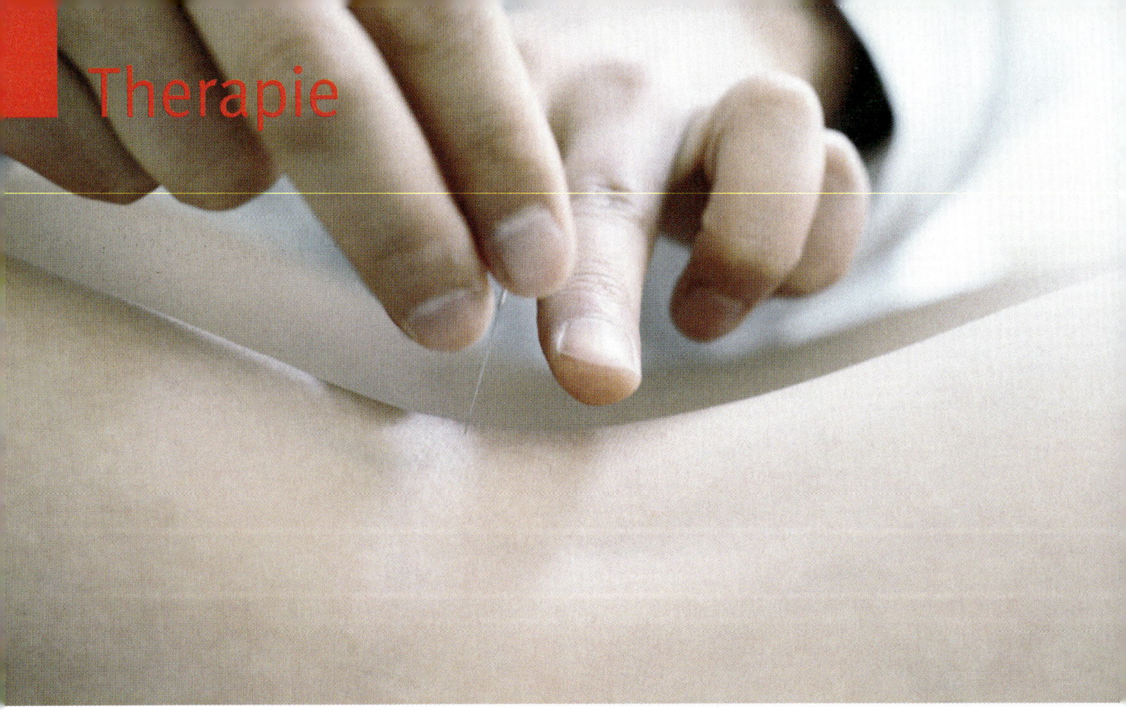

Akuthilfe bei Schmerz

Tipps zur Therapie beschränken sich auf Muskelverspannungen und -schmerzen, die durch Bewegungsmangel, Stress und Überbelastung entstanden sind. Ansonsten gilt: Zur weiteren Abklärung unbedingt den Arzt aufsuchen!

Wärmebehandlung

Wärme – damit verbinden die meisten Menschen Wohlbefinden, Geborgenheit, Entspannung, Lockerung, Schmerzlinderung. Auch verkürzte und verkrampfte Muskeln reagieren positiv auf Wärme: Der Schmerz lässt nach. Man kann Wärme in unterschiedlicher Form anwenden.

- Wärmeträger: Bewährt hat sich eine Auflage aus Heilerde, Moorschlamm, Torf oder Fango. In früheren Zeiten wurden auch heiße Kartoffelauflagen angewandt. Wichtig ist, dass der Wärmeträger möglichst lange die gewählte Temperatur beibehält. Die kontinuierliche Abgabe der Wärme an die verkürzte Muskulatur führt zu einer Stoffwechselsteigerung innerhalb des Muskels und damit zu einer schmerzlindernden Entspannung. Eine ähnliche Wirkung erzielt man durch Bestrahlung der Muskulatur mit einer Wärmequelle, etwa durch Heißluft oder Infrarotbestrahlung. Feuchtwarme Kompressen, Heizkissen und Wärmestrahler sind beliebte Hausmittel. Neben dem ABC-Wärmepflaster, das seinen Namen den zuerst angewandten Extrakten aus Arnika, Belladonna und Capsicum verdankt, gibt es auch so genannte »Wärme-Therapie-Pads«. Letztere eignen sich vor allem für die Schulter-Nacken-Region sowie den unteren Rückenbereich. Sie produzieren innerhalb von 30 Minuten eine angenehme Wärme, die bis zu acht Stunden andauert.

- Sauna, warme Güsse und Bäder: Auch ein heißes Bad mit Kräuterzusatz oder ein Saunabesuch sind geeignete Wärmebehandlungen, die den ganzen Körper einschließen und nicht nur eine lokale Wärmewirkung erzeugen. Warme Bäder sollten nicht länger als 15–20 Minuten dauern, wobei die Wassertemperatur in etwa der Körpertemperatur entsprechen sollte. Bei bereits angewärmter Muskulatur kann man in der Badewanne leichte Dehn- und Streckübungen machen. Patienten mit Herz-Kreislauf-Beschwerden, Schilddrüsenüberfunktion oder akuten Infektionen sollten auf Saunagänge verzichten bzw. sie mit ihrem Hausarzt abklären.

Kältebehandlung

Es gibt Fälle, bei denen Betroffene Wärmezufuhr als schmerzhaft empfinden und Kälte vorziehen. Dies trifft immer dann zu, wenn eine entzündliche Komponente vorliegt, bei der die schmerzhafte Struktur (Muskulatur, Sehnenansätze oder

Schleimbeutel) ohnehin eine örtliche Überwärmung aufweist. Wer unsicher ist, ob er Kälte oder Wärme anwenden soll, fragt am besten seinen schmerzhaften Muskel. Führt die Wärmezufuhr zur Schmerzerleichterung, ist Wärme die richtige Therapie. Wird sie aber als schmerzhaft empfunden, ist Kälte anzuwenden. Kältebehandlungen sind recht einfach durchzuführen. Es gibt mehrere Möglichkeiten:

- Eiskompressen: Entweder verwendet man zerstoßene Eiswürfel, die man in einen kleinen Gefrierbeutel füllt und mit einem Tuch umwickelt. Diese Eiskompresse kann man 5–10 Minuten auf die schmerzhafte Stelle legen, ohne dass man einen Schaden befürchten muss. Meist ist nach dieser Zeit das Eis ohnehin geschmolzen, so dass die Kältewirkung von allein nachlässt.
- Gelkissen: Ähnliches gilt für die Verwendung eines Gelkissens, das es heute in jeder Drogerie oder Apotheke zu kaufen gibt. Solche Gelkissen werden vor der Anwendung einige Zeit ins Tiefkühlfach gelegt. Hier ist allerdings die Gefahr gegeben, dass die extrem kalte Temperatur bei unsachgemäßer Verwendung ohne textile Zwischenlage zu Hauterfrierungen führen kann. Das Gelkissen besitzt frisch aus der Kühltruhe entnommen häufig Kältetemperaturen von – 15–20 °C!

Massagebehandlung

Massagen sind Medizin für Körper und Seele. Sie fördern die Durchblutung, lösen Blockaden, lockern Verspannungen und regen den Stoffwechsel an. Blutdruck und Puls normalisieren sich, Schmerzen werden gelindert. Der Grund: Berührungen gehen unter die Haut. Hier sitzen unzählige Rezeptoren, die Signale über die Nervenbahnen ans Gehirn weiterleiten und es auffordern, Wohlfühlstoffe wie Endorphine auszuschütten. Auch wenn bei jeder Massage die Haut und die Unterhaut durch die Knetwirkungen der Hände mit beeinflusst werden, wird im Wesentlichen die darunter liegende Muskulatur gewalkt, gedehnt und geknetet.

Es gibt unterschiedliche Massageformen: So kann man etwa Knetungen durchführen, die Verklebungen zwischen einzelnen Muskelbäuchen lösen. Andere Massageformen, die in die Richtung einer funktionellen Dehnungsbehandlung zielen, haben die Aufgabe, Verkürzungen zu beseitigen und die Muskulatur wieder geschmeidig zu machen. Bindegewebsmassagen etwa haben wiederum die Eigenschaft, durch Hautreflexe andere Organsysteme zu beeinflussen. Sie werden durch tiefe schneidende Griffe durchgeführt. Sie hat von allen Massagearten die stärkste Wirkung, da sich das Bindegewebe und die Muskulatur lockern und die Nervenenden wieder mit sauerstoffreichem Blut versorgt werden können. Schröpfungen und Unterwassermassagen haben Wirkungen, die häufig eine Kombination aus den oben genannten Grundwirkungen in sich vereinen.

Akupunktur und Akupressur

Die Akupunktur (von lat. acus = Nadel, pungere = stechen) ist eine alte Methode der Traditionellen Chinesischen Medizin (TCM), bei der mit Hilfe von in den Körper eingestochenen dünnen Nadeln Krankheiten geheilt, Schmerzen gelindert oder das Wohlbefinden gesteigert werden. Die Einstichpunkte liegen über den gesamten Körper verteilt auf so genannten Meridianen oder Energiebahnen, in denen die körpereigene Energie, das Qi, fließt. Durch Akupunkturnadeln kann die blockierte Energie wieder ins Gleichgewicht gebracht werden, indem bestimmte Punkte beruhigt (sediert) oder angeregt (stimuliert) werden. Die Akupunktur hat in den letzten 20 Jahren in der westlichen Welt einen entscheidenden Durchbruch erfahren. Zu Beginn der Akupunkturära wurde dieses Verfahren von den meisten westlichen Ärzten belächelt, weil man sich nicht vorstellen konnte, durch eine feine Nadel Veränderungen des Organismus herbeizuführen.

Die Akupressur ist wie die Akupunktur eine traditionelle chinesische Heilmethode, die bereits vor über 6000 Jahren in

China angewendet wurde. Sie ist sanfter als Akupunktur, da die einzelnen Körperpunkte mittels Fingerdruck und Reiben angeregt oder beruhigt werden. Die meisten Punkte sind identisch mit den so genannten Triggerpunkten, den Schmerzpunkten der verkrampften Muskulatur. Die Grundtechnik der Akupressur ist der feste Druck mit der Fingerkuppe. Dieser Druck kann vom Daumen, aber auch von einzelnen Fingern, der ganzen Handfläche oder aber auch nur der Handkante oder den Knöcheln ausgeübt werden. Der Druck sollte nie länger als eine Minute andauern, er sollte langsam und gleichmäßig verstärkt werden. Der Punkt darf nicht wund oder taub werden.

Krankengymnastik

Krankengymnastik (Physiotherapie), in Österreich Heilgymnastik genannt, ist eine Jahrtausende alte Behandlungsform, die sich aus dem alten Schamanentum entwickelt hat. Berührungen, Bewegungsübungen, Knetungen der Weichteile, Stretching und Ähnliches waren von alters her Inhalt solcher therapeutischer Maßnahmen. In den letzten zwei Jahrhunderten haben sich in der westlichen Welt spezielle Schulen entwickelt. Einige wichtige Behandlungsformen, die insbesondere in der Orthopädie und speziell bei Muskelverspannungen an oberster Stelle rangieren, ist die manuelle Therapie, auch Chirotherapie genannt. Besondere Weichteiltechniken, die auch zur Untersuchung eingesetzt werden, sind in der Lage, Veränderungen an den Muskeln, den tiefen Gewebsschichten, an Sehnen und Bändern sowie an den Gelenkkapseln zu beseitigen. Behandlungen an Gelenken selbst, die eine rasche Impulstechnik beinhalten, werden als Manipulation bezeichnet. Diese Behandlungstechnik darf in Deutschland offiziell nur von Ärzten ausgeübt werden, da besondere Vorsichtsmaßnahmen zu beachten sind.

Elektrotherapie

Seit Erfindung des elektrischen Stroms gibt es Therapieansätze, die es ermöglichen, durch dessen Einsatz Schmerzen zu lindern bzw. Funktionsverbesserungen herbeizuführen. Gerade im Hinblick auf verspannte Muskeln hat man in den letzten Jahrzehnten gelernt, mittels spezieller Elektrobehandlungen eine bessere Durchblutung der Muskulatur zu erzielen, andererseits aber auch durch Anregung der Kontraktionsbereitschaft die Muskulatur anzuregen oder zu entspannen. Durch Einsatz induktiver elektrischer Ströme kann man eine reine Wärmeerzeugung erzielen, durch Einsatz von Schallwellen (Ultraschall) ist es möglich, lokale muskuläre Verspannungen wieder zu lösen.

Magnettherapie

Seit Tausenden von Jahren finden Magnete bei der Behandlung muskulärer Verspannungen Anwendung. So weiß man, dass bereits in der frühen Menschheitsgeschichte magnethaltige Erze als Auflagen für schmerzhafte Wunden verwendet wurden. In den letzten 20 Jahren hat sich die Magnettherapie wieder völlig neu formiert, auch wenn die Schulmedizin diese Entwicklung noch mit Argwohn betrachtet. Magnetbänder, Magnetplättchen und pulsierende Magnetfelder haben offensichtlich die Eigenschaft, Schmerzzustände günstig zu beeinflussen und damit das zu erzielen, weswegen man sie verwenden möchte – den Schmerz lindern. Zumindest kann man von solchen Magnetbehandlungen behaupten, dass man damit keinen Schaden produziert und sie weitgehend gefahrlos benutzen kann, wenn man beachtet, dass diese Magnettherapie nicht bei Herzschrittmacher-Trägern verwendet werden darf.

Wann sind Medikamente sinnvoll?

Trotz richtiger und konsequenter Dehnung, Wärmeanwendung und aller anderen Empfehlungen gibt es immer wieder Fälle von Muskelverspannungen, die »resistent« bleiben. Bei anhaltenden Schmerzzuständen ist es zweckmäßig, ein entsprechendes Präparat zu nehmen. Bedenken muss man hierbei allerdings, dass jedes Medikament auch ernsthafte Nebenwirkungen auslösen kann. Allergische Reaktionen oder andere Unverträglichkeiten können mitunter fatale Folgen haben. Wenn ich also im Folgenden einige Medikamente aufzähle, die man bei Muskelverspannungen ergänzend verwenden kann, so liegt die Einnahme solcher Präparate immer in der Eigenverantwortung des Benutzers, es sei denn, er hat sie ausdrücklich von seinen Arzt verordnet bekommen.

Bei chronischen Verspannungen der Muskeln im Schulter-Nacken-Bereich, insbesondere bei gleichzeitigen Kopfschmerzen, kann man zunächst ein Aspirin nehmen, sofern keine bekannten Kontraindikationen bestehen. Ähnliches gilt für Paracetamolpräparate, sofern keine bekannten Unverträglichkeiten hiergegen bestehen. Bei länger bestehenden Muskelverkürzungen bestehen Reizzustände der Gelenke, die sehr gut auf nicht-steroidale Antiphlogistika (NSAR) ansprechen. Hier gibt es eine Vielzahl von sehr effizienten Präparaten, die am häufigsten verordnete Gruppe ist das Diclofenac. Die Warnhinweise auf mögliche Magen- und Darmgeschwürsbildung bei längerer Einnahme sollten allerdings nicht verharmlost werden! Nachdem Vioxx aus dem Handel genommen wurde, weil es offensichtlich gehäuft zu Infarkten gekommen sein soll, stehen ähnliche Präparate zwar zur Verfügung, eine gewisse Ängstlichkeit gegenüber diesen so genannten Cox-II-Hemmern (Celebrex oder Bextra) hat sich aber in der Bevölkerung breit gemacht. Diese Ängstlichkeit scheint mir persönlich aber unberechtigt, insbesondere, weil man in den USA offensichtlich erwägt, Vioxx wieder neu zuzulassen. Das bevorzugte nicht-steroideale Antiphlogistikum ist das Diclofenac und das Ibuprofen, das bei allen entzündungsähnlichen Prozessen sich großer Beliebtheit erfreut. Die Einnahme solcher Präparate gehört stets durch den Arzt verordnet.

INFO

Myotonolytica

Wer keine reinen Schmerzmittel nehmen, sondern lediglich eine Muskelentspannung herbeiführen möchte, kann Medikamente einnehmen, die unter dem Sammelbegriff »Myotonolytica« erhältlich sind. Auf Namensnennungen wird in diesem Abschnitt bewusst verzichtet, da die Verordnung stets durch den Arzt zu erfolgen hat und er aufgrund der spezifischen Wirkung am besten weiß, welches der Präparate genommen werden soll.

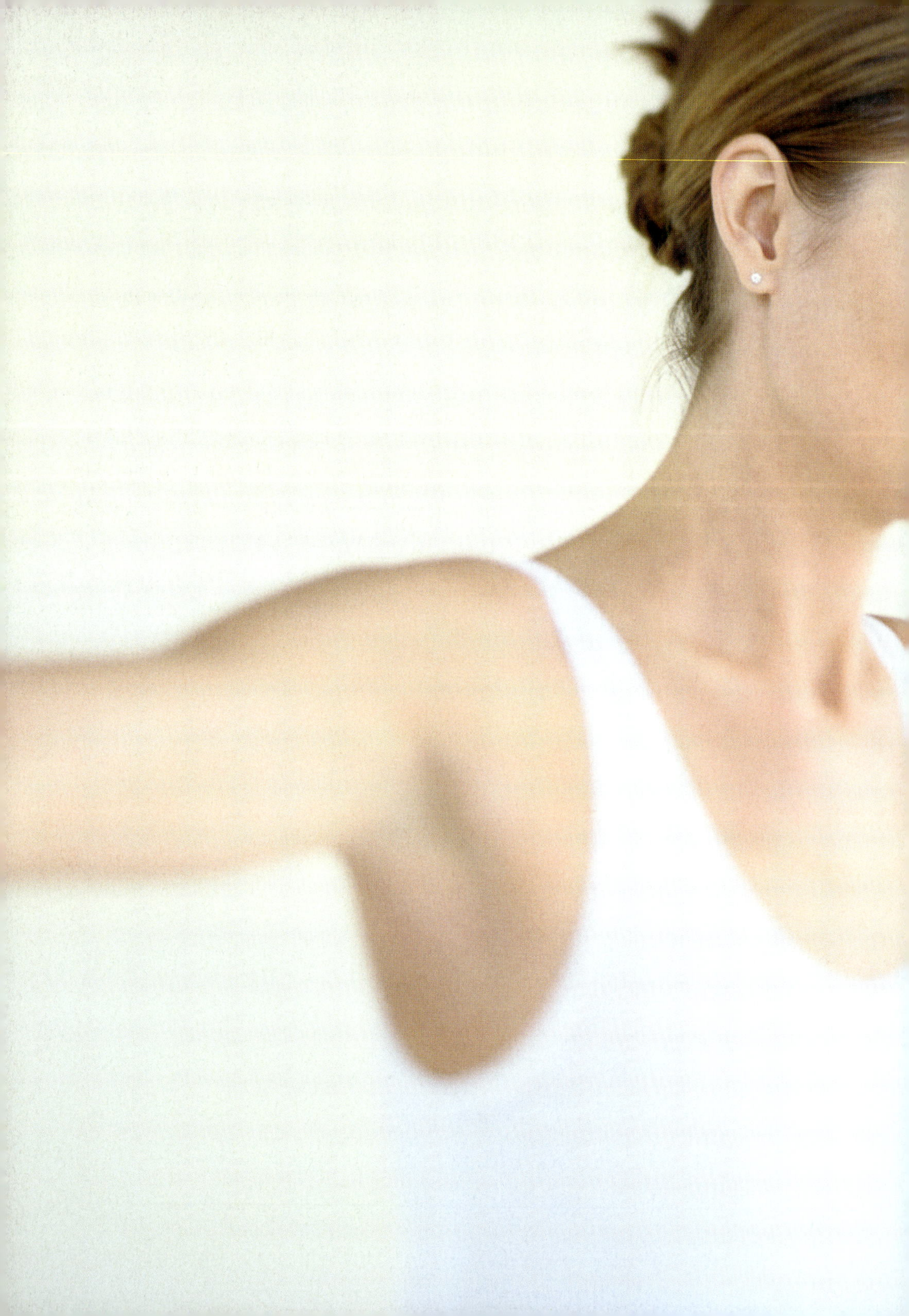

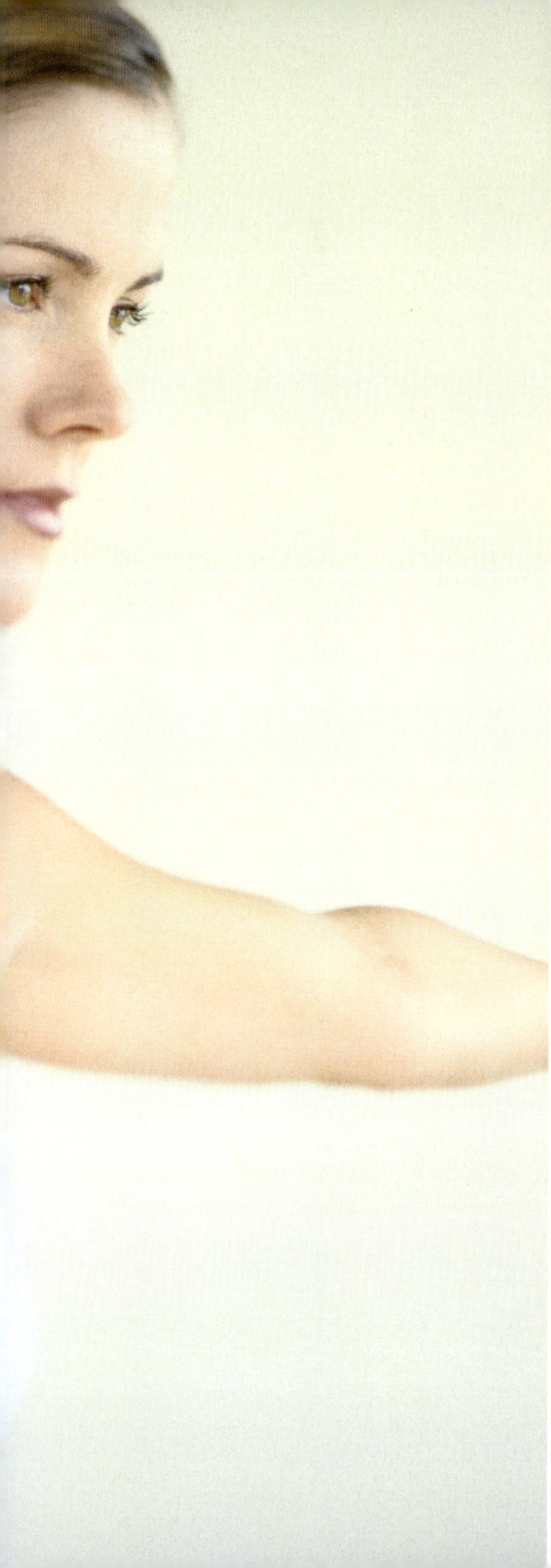

4

Selbsthilfe

Am besten ist es natürlich, dem Schmerz erst gar keine Chance zu geben. Hier ist Ihre Aktivität gefordert. Bewegung und Gymnastik, Stressabbau, Korrektur von Fehlhaltungen und Veränderungen am Arbeitsplatz tragen dazu bei, dass Sie langfristig entspannt und locker bleiben – und damit auch Ihre Muskeln.

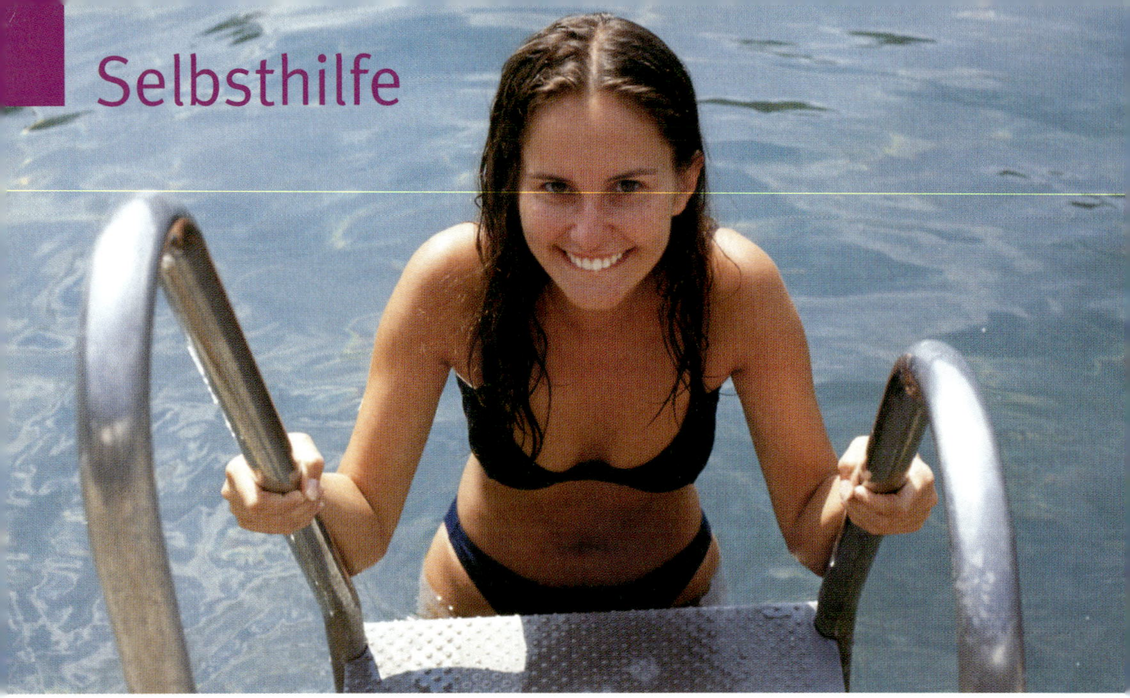

Bewegung und körperliche Aktivität

Muskelfunktionsstörungen entstehen in vielen Fällen durch zu viel oder zu wenig Bewegung. Überbeanspruchte Muskeln reagieren »sauer«, unterbeanspruchte werden leistungsschwach. Während »saure« Muskeln unmittelbar weh tun, können erschlaffte Muskeln auf Dauer zu Beschwerden führen. Sie erinnern sich? Schwache Rücken- und Bauchmuskeln sind nicht selten der Grund für Fehlhaltungen und führen zu Verspannungen und Schmerzen. Weder Überaktivität noch körperliche Schonung ist gut. Auf die richtige Mischung kommt es an.

Das umzusetzen ist meist gar nicht so einfach. Job, Termindruck, Haushalt, Kinder und andere Verpflichtungen lassen kaum Zeit und persönliche Freiräume, um etwas für sich und seinen Körper zu tun. Die meisten von uns landen abends todmüde mit einem Glas Wein auf dem Sofa, um sich vor dem Fernseher zu »entspannen«. Die überwiegende Zahl der »Sesselhocker« bezahlt die Inaktivität irgendwann mit zunehmenden Beschwerden, angefangen von Störungen der Muskelfunktion bis hin zur Beeinflussung vieler anderer Organe.

Doch wie den Teufelskreis durchbrechen?

- Versuchen Sie, Schritt für Schritt mehr Bewegung in Ihr Leben zu bringen. Benutzen Sie die Treppen, statt mit dem Lift zu fahren, laufen Sie einige hundert Meter zum Bäcker und lassen Sie das Auto stehen, gehen Sie mit dem Hund spazieren, arbeiten Sie im Garten, toben Sie mit Ihren Kindern herum. Sie finden sicherlich geeignete Möglichkeiten, um Ihren Alltag aktiver zu gestalten.
- Überreden Sie Freund oder Partner, wenigstens einmal pro Woche gemeinsam ein Fitness-Studio zu besuchen, um Herz-Kreislauf zu trainieren und Muskulatur zu kräftigen. Bei körperlicher Aktivität wird ein körpereigenes schmerzlinderndes Hormon (Endorphin) ausgeschüttet, das neben der schmerzlindernden Wirkung als besonders angenehme Nebenwirkung ein nicht unbeträchtliches Glücksgefühl bereitet. Vorsicht: Übertreiben Sie nichts! Auch hier gilt: Der Mittelweg ist gesund.
- Wer Fitness-Studios nicht leiden kann und sich lieber an der frischen Luft bewegt, kann fast überall etwas für seinen Bewegungsapparat tun. Die Trendsportart Nordic Walking, also Gehen mit Unterstützung von Skistöcken in abgewandelter Form, ist eine hervorragende Möglichkeit, nahezu alle wichtigen Muskeln physiologisch zu trainieren, insbesondere die Muskeln, die während unserer Bürozeit vor sich hin dämmern! Aber auch Radfahren, Laufen oder Wandern halten Herz und Muskeln in Schwung. Wer das Wasser liebt, findet beim Schwimmen oder bei der Aqua-Gymnastik das ideale Training.

Die Intention, sich überhaupt in irgendeiner Form zu aktivieren, ist bereits der erste Therapieansatz. Denken Sie daran, was ich zu Anfang des Buches geschrieben habe: Das Leben ist Bewegung. Ohne dieses Weiterbewegen gäbe es keine Entwicklung, keinen »Fortschritt«. Der Fortschritt fängt im Kopf an! Zeigen Sie Ihren Muskeln, dass Sie diese gebrauchen möchten. Sie werden sehen, wie gut es funktioniert!

Stretching – damit Muskeln beweglich bleiben

Es ist wichtig, Muskeln regelmäßig zu dehnen, um ihre Geschmeidigkeit zu bewahren bzw. zu kurz gewordene Muskelgruppen wieder zu längen. Geeignete Übungen finden Sie bei den einzelnen Schmerzpunkten.

Entscheidend sind die schonende Dehnung von Muskulatur oder Muskelgruppen sowie der Einsatz möglichst weniger Hilfsmittel, denn die Übungen sollten überall und jederzeit ausgeführt werden können. Häufig wird der Fehler gemacht, dass die Dehnungen zu vehement und zu unkontrolliert erfolgen und damit ein zusätzlicher Schmerz herbeigeführt wird. Die Dehnung ist in einem solchen Fall völlig ineffektiv. Wer schnell zum Erfolg kommen möchte und dabei die Schmerzgrenze überschreitet, wird beim Muskelstretching mit Sicherheit einen Rückschlag erleben.

Dehnübungen eignen sich sowohl zum Aufwärmen vor dem Training (Warm Up) als auch zum Abwärmen (Cool Down). Aber auch zu Hause und im Büro können und sollten Sie immer wieder dehnen, um Verspannungen entgegen zu steuern bzw. zu lösen.

INFO

Das sollten Sie beachten:

- Beachten Sie stets die beschriebene Ausgangsstellung und Durchführung.
- Vergessen Sie das Atmen nicht.
- Die Dehnung darf nie weh tun, ein leichtes Ziehen ist jedoch erlaubt.
- Die Dehnungsphase erfolgt immer erst nach einer Anspannungsphase des entsprechenden Muskels gegen Widerstand. Erst in der dann folgenden Entspannungsphase kann effektiv gedehnt werden.
- Halten Sie die Dehnung 10–30 Sekunden.
- Lieber häufiger schonend dehnen, als unter Zeitdruck möglich viel erreichen zu wollen!

Neue Bewegungsmuster lernen

Beobachten wir die fließenden und anmutigen Bewegungen von Kindern, wird deutlich, dass wir nur die in uns naturgemäß schlummernden und vorhandenen Bewegungsabläufe wiederentdecken müssen, damit es uns besser geht. Es gibt mehrere Methoden, die dabei helfen können.

Feldenkrais-Therapie

Die Feldenkrais-Therapie ist eine Bewegungstherapie, bei der man die Wahrnehmung von sich selbst ändert und auf diese Weise neue geistige, aber auch körperliche Fähigkeiten erlangt. Theorie und Methode des richtigen Lernens geschieht dabei von innen nach außen. Das innere Erleben des Lernenden ist der Maßstab für sein Handeln. »Wir handeln dem Bild nach, das wir uns von uns machen.« Der Begriff des Selbstbildes jedes Einzelnen umfasst die vier Dimensionen Sinnesempfinden, Fühlen, Denken und Bewegen.

Begründet und entwickelt wurde die Methode vom israelischen Physiker Moshe Feldenkrais (1904–84). Sein Hauptinteresse galt menschlichen Bewegungsproblemen und den damit verbundenen Lern- und Entwicklungsmöglichkeiten. Im Laufe der Zeit erarbeitete er Tausende von Bewegungsabläufen, die prinzipiell das gesamte Spektrum der menschlichen Bewegungsabläufe umfassten. Dies führte ihn zu völlig neuen Erkenntnissen über die Zusammenhänge zwischen den körperlichen Bewegungen und der Art, wie der Mensch denkt und fühlt.

Die Feldenkrais-Methode arbeitet entsprechend mit vielfältigen Wahrnehmungs- und Bewegungserfahrungen (Sensomotorik). Gerade bei Menschen mit eingefahrenen unphysiologischen (unnatürlichen) und schließlich zu Schmerzen führenden Bewegungsmustern ist die Lernmethode ausgesprochen effizient. Sie ermöglicht eine Verbesserung der Bewegungsqualität, der besseren Atmung, der aufrechten Haltung sowie eine Verringerung und Abbau von unnötiger Spannung und damit eine Verringerung von Schmerzen.

Alexander-Technik

Meist schenken wir unseren alltäglichen Bewegungen und Haltungen nur wenig Aufmerksamkeit. Automatisierte Bewegungen und unbewusste Gewohnheiten prägen unseren Alltag, oft verbunden mit einem Übermaß an muskulärer Anspannung. Verspannungen oder Schmerzen sind häufig die Folge. Hat man sich beispielsweise angewöhnt, ständig die Schultern hochzuziehen und merkt es vielleicht schon gar nicht mehr, ist es nur eine Frage der Zeit, bis sich die ersten Beschwerden einstellen.

Eine bewährte Methode, die tiefgreifende und lang anhaltende Veränderungen und Besserungen ermöglicht, ist die Alexander-Technik. Sie geht auf ihren Begründer, den australischen Schauspieler Frederick Matthias Alexander (1869–1955) zurück. Alexander entdeckte, dass die Art und Weise, wie wir das tun, was wir tagtäglich tun, entscheidend für unser Wohlergehen ist. Deshalb liegt das Hauptaugenmerk der Alexander-Technik auf alltäglichen Aktivitäten wie z. B. Gehen oder Sitzen und spezifischen Bewegungsabläufen wie Arbeiten am Bildschirm. Viele Schmerzen, besonders in Rücken und Nacken, sind das Ergebnis von steigender Spannung und schlechter Haltung. Das Erlernen der Alexander-Technik ermöglicht es, diese Spannungen loszulassen und so Erleichterung zu finden.

Die Alexander-Technik fördert den Einklang von Denken, Handeln und Empfinden. Sie ist ein Weg, unsere Denk- und

Bewegungsabläufe effizienter zu gestalten. Dabei geht es nicht um das »richtige« Verhalten, sondern um den bewussten, angemessenen Einsatz unserer Energie. Wie sagte einst der Begründer? »Wenn Ihr aufhört, das Falsche zu tun, geschieht das Richtige von selbst.«

Zilgrei

Zilgrei ist eine kombinierte Atmungs-, Haltungs- und Bewegungsmethode, die jeder erlernen kann. Sie hilft bei Muskelschmerzen und löst muskuläre Dysbalancen auf. Entwickelt wurde die Methode von der Italienerin Adriana Zillo und dem Chiropraktiker Hans Greissing 1978 in Italien. Der Name Zilgrei ist ein Kürzel aus den Anfangsbuchstaben ihrer beiden Nachnamen »Zil« und »Grei«. Abgeleitet ist Zilgrei von der klassischen Chiropraxis nach D.D. Palmer, dem Begründer der Chiropraktik. Jeder Selbstbehandlung geht eine Selbstuntersuchung in Form von Bewegungstests voraus, die sehr genau und schlüssig aufweisen, welche Anwendungen in Frage kommen und wie diese auszuführen sind. Das Testergebnis, das nicht mit einer Diagnose zu verwechseln ist, gibt Aufschluss über die Bewegungsfähigkeit und über die bestehende Schmerzsymptomatik. Die Selbstbehandlungen haben zum Ziel, ausgehend vom Ist-Zustand der Person, strukturelle und funktionelle Dysbalancen und deren Auswirkungen zu beheben.

Anti-Stress-Programme

Lang anhaltender Stress stört nicht nur Ihr inneres Gleichgewicht und schwächt Ihr Immunsystem. Belastungen, Sorgen und Leistungsdruck können in vielen Fällen dazu beitragen, dass Muskeln verspannen und weh tun. Beste Vorbeugung sind regelmäßige Auszeiten und Anti-Stress-Programme, die für Entspannung und Wohlbefinden sorgen.

Yoga

Diese Form der Entspannung entstammt dem indischen Kulturkreis. In der Geschichte der fernöstlichen Kultur spielten die Lehren von der gesunderhaltenden Wirkung spezieller Körperhaltungen (Asanas) eine wichtige Rolle. Yoga kombiniert Entspannungsübungen (Meditation), spezielle Atemübungen (Pranayama) und Gymnastik – mit dem Ziel, Körper und Geist durch Ausgleich der inneren Gegensätze in Einklang zu bringen. Bestimmte Sitzhaltungen, Entspannungslagen, Körperstellungen und jeweils dazu passende Atemtechniken werden (unter Anleitung!) erlernt und meist mehrmals hintereinander wiederholt. Die verschiedenen Yogaübungen konzentrieren sich meist auf ganz bestimmte Bereiche des Körpers. Ein wichtiges Ziel des Yoga ist es, durch den inneren Einklang mit Stresssituationen im Alltag besser zurecht zu kommen. Leichte Yoga-Übungen sind für Anfänger schnell zu erlernen und können auch zu Hause ohne viel Aufwand weiter geführt werden. Die schwereren Übungen sollten jedoch nur von erfahrenen Personen und bei körperlicher Gesundheit durchgeführt werden, da sie eine genaue Einschätzung der eigenen körperlichen Leistungsfähigkeit erfordern.

Progressive Muskelentspannung

Der US-amerikanische Physiologe Edmund Jacobson gilt als Pionier der Entspannungstherapie. In den 1920er-Jahren stellte er fest, dass etwa Angst eine Muskelanspannung hervorruft und dass diese Angst aufgehoben werden kann, wenn die muskuläre Spannung beseitigt wird. Noch vor dem Zweiten Weltkrieg entwickelte er ein spezielles Training, bei dem durch systematische An- und Entspannung verschiedener Muskelgruppen und durch den Lernvorgang der Unterscheidung der sich dabei einstellenden Gefühle eine fast völlige Beseitigung jeder Muskelspannung einstellte und damit auch ein deutlicher Rückgang der Verspannungsschmerzen eintrat.

Die Technik wird auch als »Progressive Relaxation« bezeichnet. In bestimmter Reihenfolge werden 16 Muskelgruppen erst angespannt, die Spannung gehalten und dann wieder entspannt. Die Wahrnehmung wird gezielt auf die fühlbaren Unterschiede gelenkt. Ziel der Progressiven Muskelentspannung ist eine Herstellung der vegetativen Balance, d.h. ein Ausgleich von erhöhter muskulärer Spannung im Skelett-Muskel-System und damit Reduzierung von Ängsten und psychogenen Stressoren. Bei allen chronischen Muskelverspannungen, bei der Fibromyalgie und beim Burn-out-Syndrom ist die Progressive Muskelentspannung eine bedeutende Therapieform.

Autogenes Training

Autogenes Training (= aus dem Selbst entstehendes Üben) ist eine psychotherapeutische Selbst-Entspannungsmethode, bei der sowohl Autosuggestion (griech. autos = Selbst, lat. suggestio = Eingebung) als auch Übung eine Rolle spielen. Es handelt sich dabei um eine Art Selbsthypnose, die in verschiedenen Lebenssituationen einsetzbar ist und ein Gleichmaß zwischen Spannung und Entspannung herstellen soll. Auf diese Weise kann gesundheitlichen Störungen vorgebeugt werden, die aus Stresssituationen und anhaltenden Spannungszuständen herrühren.

Die Methode des Autogenen Trainings wurde vom deutschen Nervenarzt Professor Johannes Heinrich Schulz bereits vor über 80 Jahren entwickelt. Wie der Name bereits vermuten lässt, bedarf das Beherrschen dieser Entspannungsmethode einiger Übung. Mittels spezieller Formeln, die man sich selbst oder die ein Therapeut vorspricht, wird eine starke Konzentration auf den eigenen Körper erzeugt. Diese Form der Selbstbeeinflussung ruft ein Gefühl der Schwere, Wärme und Entspannung im ganzen Körper hervor. Durch die willkürliche Muskelentspannung werden die Blutgefäße erweitert. Dieser Mechanismus ist für die Wärmeentwicklung verantwortlich. Puls und Atmung verlangsamen sich. Geübte können sich mit Hilfe des autogenen Trainings in eine tiefe Entspannung führen.

Meditation

Die Meditation ist die wohl älteste Form unter den Entspannungstechniken. Bereits vor 5000 Jahren kannte man die Methode, sich in Gedanken von der Umwelt zu lösen und sich, zum Beispiel im Gebet, völlig auf sich selbst zu besinnen. Eine heute oft verwendete Methode ist, die Konzentration auf ein bestimmtes Objekt zu lenken, z. B. ein Ruhebild (Blumenwiese). In Gedanken wird der Meditierende Teil dieses Bildes und löst sich damit von seiner Umwelt. Ziel ist es, nach der Rückkehr aus der Gedankenwelt eine tiefe Entspannung zu empfinden, welche die nötige Energie für den Alltag liefert. Tiefenentspannendes Meditieren muss in der Regel unter Anleitung erlernt werden. Dann jedoch ist eine sehr tiefe Entspannung möglich.

Tai Chi und Qi Gong

Beide Bewegungsprogramme sind ein wichtiger Bestandteil der Traditionellen Chinesischen Medizin (TCM). Eine klare Abgrenzung zwischen Thai Chi und Qi Gong gibt es nicht unbedingt, beide haben als gemeinsame Basis die Wichtigkeit von Bewusstsein, Atmung und Körperausrichtung. Die Eigenschaften der genannten Bewegungsformen zielen auf eine vorsichtig gedehnte Entspannung.

Als Ergänzung zu den vorher beschriebenen Dehnungen ist das Verfahren von Tai Chi und Qi Gong ausgesprochen nützlich und effektiv. Während die Dehnungen gezielt einzelne Muskeln behandeln helfen, ist das Tai Chi immer eine ganzheitliche Methode und kann nicht auf spezifische Einzelstörungen abgestimmt werden. Die ausgeführten Bewegungen des Tai Chi sind langsam und fließend. Typische Einzelformen haben anschauliche Namen wie »Wolkenhände«, »den Tiger umarmen« oder »den Affen abwehren«. Tai Chi löst Verspannungen und sorgt für hohe Beweglichkeit.

Generell kann man sagen, dass traditionelle Therapieformen, die sich über Tausende Jahre hinweg erhalten haben, effektiv sein müssen, sonst wären sie längst wieder verlassen worden.

Schlusswort

Beim aufmerksamen Lesen wird es Ihnen nicht entgangen sein: Die Muskulatur ist durch erzwungene Fehlbeanspruchungen die Ursache für eine unendliche Fülle von Beschwerdebildern. Deutlich wurde, wie intensiv dabei der »Bewegungsapparat« mit der psychischen Verfassung zusammenhängt. Linderung oder Beseitigung von Muskelschmerzen kann also sowohl über die rein mechanische Dehnung der verkürzten Muskulatur erfolgen, aber auch durch »Los-lassen-Können« mit seiner seelischen Komponente.

Die Muskulatur wird von den meisten im Alltag meist ignoriert und oft überstrapaziert, bis sie sich unvermittelt »rächt« und durch Schmerzen kundtut, dass das wichtigste Bewegungsorgan sträflich vernachlässigt wurde! Wenn man seinen Bewegungsapparat nur halb so intensiv pflegen und schützen würde, wie das von uns allen so gehätschelte Automobil, würde vermutlich dieses Buch kaum Leser finden.

Doch der Bedarf an einer Pflegeanweisung für die Muskeln ist riesig und so gesehen ist das vorliegende Buch der Versuch, mit einfachsten Mitteln jederzeit ungefährliche und dennoch effektive Selbsthilfe zu vermitteln. Die genannten Übungsbeispiele sind aus jahrzehntelanger Praxis an tausenden Betroffenen erprobt und haben sich durch ihre Einfachheit bewährt.

Regelmäßige »Muskelpflege« in Form von Selbstdehnung sollte zum festen Ritual für jeden werden, genauso wie Zähneputzen oder jede andere Form der Körperhygiene!

Bleiben Sie damit fit und beweglich!
Das wünscht Ihnen
Ihr
Dr. Tom Laser

Stichwortverzeichnis

Stichwortverzeichnis

Bibliografische Information der Deutschen Bibliothek
Die Deutsche Bibliothek verzeichnet diese Publikation in der Deutschen Nationalbibliografie; detaillierte bibliografische Daten sind im Internet über http://dnb.ddb.de abrufbar

Umschlaggestaltung:
Cyclus · Visuelle Kommunikation, Stuttgart

Programmplanung: Sibylle Duelli

Außenredaktion: Annerose Sieck

Bildnachweis:
Fotografie der Übungen: Gudrun Kaiser, München
alle anderen Fotos: Archiv der Thieme Verlagsgruppe

Zeichnungen: Jess Märteer

Umschlagfoto: Zefa

Wichtiger Hinweis:
Wie jede Wissenschaft ist die Medizin ständigen Entwicklungen unterworfen. Forschung und klinische Erfahrung erweitern unsere Erkenntnisse, insbesondere was Behandlung und medikamentöse Therapie anbelangt. Soweit in diesem Werk eine Dosierung oder eine Applikation erwähnt wird, darf der Leser zwar darauf vertrauen, dass Autoren und Verlag große Sorgfalt darauf verwandt haben, dass diese Angabe **dem Wissensstand bei Fertigstellung des Werkes** entspricht.
Für Angaben über Dosierungsanweisungen und Applikationsformen kann vom Verlag jedoch keine Gewähr übernommen werden. **Jeder Benutzer ist angehalten,** durch sorgfältige Prüfung der Beipackzettel der verwendeten Präparate und gegebenenfalls nach Konsultation eines Spezialisten festzustellen, ob die dort gegebene Empfehlung für Dosierungen oder die Beachtung von Kontraindikationen gegenüber der Angabe in diesem Buch abweicht. Eine solche Prüfung ist besonders wichtig bei selten verwendeten Präparaten oder solchen, die neu auf den Markt gebracht worden sind. **Jede Dosierung oder Applikation erfolgt auf eigene Gefahr des Benutzers.** Autoren und Verlag appellieren an jeden Benutzer, ihnen etwa auffallende Ungenauigkeiten mitzuteilen.

Gedruckt auf chlorfrei gebleichtem Papier

Oswald-Hesse-Str. 50
70469 Stuttgart
Printed in Germany

Satz: Fotosatz H. Buck, Kumhausen
Druck: Westermann Druck Zwickau GmbH

ISBN 3-8304-3255-0 1 2 3 4 5 6

UNSER LESER-SERVICE FÜR SIE

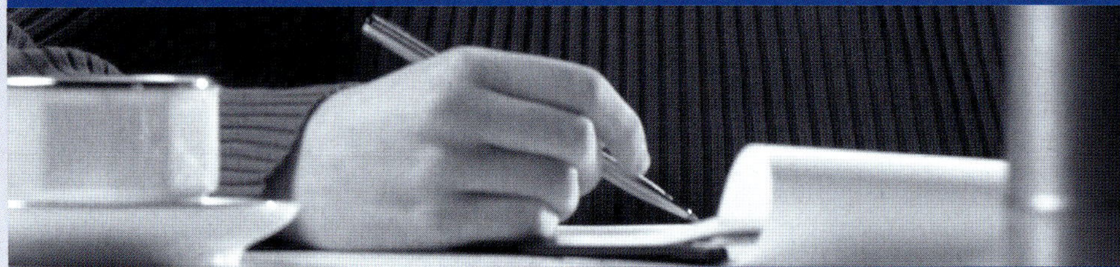

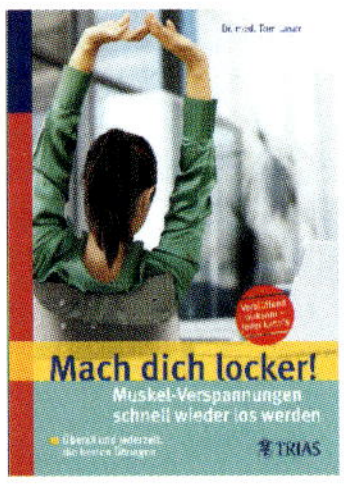

Liebe Leserin, lieber Leser,

wir freuen uns, dass wir Ihnen mit diesem Buch weiterhelfen konnten. Fragen zum Inhalt dieses Buches leiten wir gern an die Autorin oder den Autor weiter.

Auch Anregungen und Fragen zu unserem Programm wie auch Ihre Kritik sind uns herzlich willkommen!

Denn: **Ihre Meinung zählt.**
Deshalb zögern Sie nicht – schreiben Sie uns!

Ihre

Sibylle Duelli

- Adresse: Lektorat TRIAS Verlag
  Postfach 30 05 04
  70445 Stuttgart
- E-Mail Leserservice: heike.bacher@medizinverlage.de
- Fax: 0711-8931-748